U0214608

岭南中医药文库·典籍系列

伤寒论近言

清·何梦瑶　撰

廣東省出版集團
广东科技出版社
·广州·

图书在版编目（CIP）数据

伤寒论近言 /(清) 何梦瑶撰. —影印本. —广州：广东科技出版社，2012.11
(岭南中医药文库. 典籍系列)
ISBN 978-7-5359-5687-3

Ⅰ. ①伤… Ⅱ. ①何… Ⅲ. ①伤寒论—研究 Ⅳ. ①R222.29

中国版本图书馆 CIP 数据核字（2012）第 075802 号

责任编辑：曾永琳　李希希
责任校对：梁小帆
责任印制：任建强
封面设计：丁青云
出版发行：广东科技出版社
（广州市环市东路水荫路 11 号　邮政编码：510075）
http://www.gdstp.com.cn
E-mail：gdkjyxb@gdstp.com.cn（营销部）
E-mail：gdkjzbb@gdstp.com.cn（总编办）
经　　销：广东新华发行集团股份有限公司
印　　刷：广州伟龙印刷制版有限公司
（广州从化太平经济开发区创业路 31 号　邮政编码：510990）
规　　格：889 mm×1 194 mm　1/32　印张 12.5　字数 240 千
版　　次：2012 年 11 月第 1 版
2012 年 11 月第 1 次印刷
定　　价：60.00 元

如发现因印装质量问题影响阅读，请与承印厂联系调换。

《岭南中医药文库》组委会

总顾问　张德江　黄华华

顾　问　林　雄

主　任　钟阳胜

副主任　雷于蓝　姚志彬

委　员（按姓氏笔画排序）

王桂科　朱仲南　刘　昆　刘富才　关则文

杨　健　杨以凯　杨兴锋　杨建初　李兴华

李夏铭　陈　兵　陈元胜　陈俊年　罗伟其

郑广宁　秦　颖　顾作义　黄　斌　黄小玲

黄达全　黄尚立　梁国标　梁耀文　彭　炜

《岭南中医药文库》编委会

总 顾 问　邓铁涛

总 主 编　徐志伟　彭　炜

编　　委　（按姓氏笔画排序）

王新华　邝日建　刘小斌　刘洪辉

吕玉波　朱家勇　李　剑　李梓廉

陈　群　陈蔚文　陈德伟　曹礼忠

《岭南中医药文库》出版工作委员会

主　　任　陈　兵　黄达全

副 主 任　崔坚志　应中伟　严奉强　苏北建

项目策划　李希希　邵水生　苏北建

项目组成员　李希希　吕　健　苏北建　邵水生
邓　彦　曾永琳　马霄行　丁嘉凌
郭怡甘　吴丽霞　罗华之　谢志远

《岭南中医药文库·典籍系列》选编工作委员会

主　任　李　剑　刘洪辉

副主任　倪俊明　曾　召

顾　问　靳士英　赖　文　王贵忱　张横柳

委　员（按姓氏笔画排序）

王小平　卢银兰　沈创鹏　张晓红　张毅之

陈晓玉　陈冀慧　林子雄　饶　媛　柴雅倩

黄永秋　黄琦琨　梁笑玲　曾　强　蒙碧玉

序

岭南，在传统上是指越城、大庾、骑田、都庞、萌渚五岭以南的地区。这个地区的地理和人文环境富有特色，是我国地域文化中的重要分支。广东是岭南地区的核心地域，近代以来社会经济和科技文化发展均走在地区的前列。在这里，传统中医药以独特的作用深得人们信赖，一直呈现生机勃勃的局面。

二〇〇六年以来，广东省委、省政府先后出台了多个促进广东中医药发展的重要文件，提出要将广东从『中医药大省』建设成为『中医药强省』，这无疑为广东中医药的腾飞增添了巨大的推动力。其中，《岭南中医药文库》（以下简称《文库》）的出版就是一项具体的措施。遵《文库》编委会之嘱作序，略述感言如下。

一

从中国文化发源来看，中国文化的主流发源于中原一带。中医药学是从中原传入岭南的。晋代有葛洪、支法存、仰道人等活跃于广东，唐代开始有李暄《岭南脚气论》等以岭南为名的方书，可见医学与岭南挂钩，岭南医学成为中医药学科的一个分支，为时至少已有千多年了。

晋唐时期，岭南的中医学就已经体现出自身的特色，例如在研究当时流行的脚弱病（脚气病、维生素B_1缺乏症）方面成果突出。唐代《千金要方》卷七论风毒状第一：『论曰，考诸经方往往有脚弱之论，而古人少有此疾，自永嘉南渡，衣缨仕人多有遭者，岭表江东有支法存、仰道人等，并留意经方，偏善斯术，晋朝仕望多获全济，莫不由此二公。』可见岭南医学善于创新。另外，从《千金要方》、《外台秘要》、《肘后备急方》等书中还可见葛洪、支法存等对蛊毒、沙虱热（恙虫病）、疟疾、丝虫、姜片虫等传染病有不少治疗方药，对岭南热带地区传染病的研究成就亦较为突出。这些成就不是由中原带来，而是吸取多地民间医药精华，加以总结得之。

宋代开始，岭南医学界人才辈出。先有陈昭遇，开宝初年至京师为医官。陈昭遇与王怀隐等三人历时十一年编成《太平圣惠方》；又与刘翰、马志等九人编成《开宝新详定本草》二十卷。绍兴年间（公元一一三七年），潮阳人刘昉著的《幼幼新书》为岭南儿科学的发展奠定了良好的基础。可见宋代岭南已有国家级的医家出现。元代释继洪撰《岭南卫生方》，其中就收录了不少宋代医家的经验方，标志着具有岭南特色的方药学已初步形成。

明清时期是岭南中医学大发展的年代。明代，有丘浚、盛端明等有名望的医家出现；还有浙江人王纶所著的《明医杂著》，是其在广东布政司任内完成的；一代名医张景岳的《景岳全书》，在粤地一再印行传世。上述著作对岭南医学的影响很大。清代，对全国有较大影响的医家何梦瑶，被誉为『南海明珠』；儋州罗汝兰著《鼠疫汇编》，丰富了对急性传染病的诊治经验；清末，西洋医学传入我国，岭南首当其冲，出现朱沛文等主张中西汇通之医家。岭南医学的中医小儿科继续取得突出成就，在清代中期刊行了罗浮山人陈复正的《幼幼集成》后，清末又有程康圃著《儿科秘要》，由博返约，把儿科证候概括为八门（风热、急惊风、慢惊风、慢脾风、脾虚、疳积、燥火、咳嗽）；治法约以六字（平肝、补脾、泻心），举一反三，给人以极大的启发。民国时期儿科名医杨鹤龄继承程氏学说，著《儿科经验述要》。杨氏在育婴堂从十七岁起独立主诊病婴，每天巡视、处理危重病婴数次，故育婴堂可称儿童医院之雏形。他积累了丰富的治疗危重病儿的经验，后来自己开业，日诊两三百人。西医张公让曾不断观察其诊证，亦深为佩服其医术之精也！

而广东草药在清代至民国时期也得到很好的整理，名作有何克谏的《生草药性备要》、《增补食物本草备考》和萧步丹的《岭南采药录》等，为中药材增加不少岭南草药品种。

上述可见，岭南医学至清代挟其岭南之特色已达相当高的水平，但岭南医学之发展达到高峰则是在民国时期后，主要是在医学教育培养人才方面成绩突出。光绪三十二年（公元一九〇六年）广州就有医学求益社之成立，相当于今天的医学会，以文会友，每月一次。被评得第一名者，发表论文于报端。上月头名即为下一届论文的主审员，无形中开展学术之竞争。后继者有广州医学卫生社。民国后，学校教育开始举办，著名的有广东中医药专门学校与广东光汉中医专门学校，均为岭南中医学界培养了许多人才。虽然民国时期受国民党政府消灭中医的压迫，但岭南医学学术仍然日益繁荣，影响至香港和东南亚一带。中医药为岭南人民健康事业立下了不朽的功勋。

回顾岭南医学发展的脉络，晋代中原移民，带来的先进医术与岭南地区医药相结合；宋代以后，长江流域的医药学术带入岭南，又促进岭南医药学的发展，加上自身的成就，岭南医药学成为有浓郁的岭南特色的医药学派。历史同时也表明，医药事业与地区社会经济发展状况紧密相关。当代广东改革开放已先行多年，经济文化各方面都打下了厚实的基础，在有力的政策推动下，聚集人才。可以寄望今后，岭南中医药学必将产生飞跃的发展，实现中医药强省的目标。

二

研究地方医药学，其实也是为中医药学事业整体作贡献。自一九七七年美国恩格尔教授提出医学模式理论以来，西方医学正在由『生物医学模式』向『生物—心理—社会』医学模式转变。其实我国传统医学一开始就重视心理、环境因素，中医药学研究还不能脱离地理环境、社会环境、个人体质、时间因素，故应该因时、因地、因人制宜地去研究疾病预防和治疗。

对于环境与人类社会的关系，古今中外都有过各种讨论。我国伟大的历史学家司马迁，在《史记》中分别论述了四个主要经济区域与人的性格和社会风俗的关系。西方的亚里士多德也将地理环境与政治制度相联系，认为地理位置、气候、土壤等影响个别民族特征与社会性质。德国哲学家黑格尔的《历史哲学》也将地理环境看作是精神的舞台，认为是历史的『主要的而且必要的基础』，不同的环境会有不同的历史进程。至于自然科学，虽然研究的是事物普遍的客观规律，但科学也具有社会性的一面，客观规律在实际应用中总是有着对特定时间、地点与人群的针对性，不同地区的客观条件也对科学实践与发展有不同程度的影响。

医学既属于自然科学，又具有很强的社会性。医学技术的基本规律是一致的，但其实际应用必须考虑到个体的特点。中医自古以来就深刻地认识到这一点，注意地理环境、气候与人的体质对疾病和医药的影响，提出了『因时制宜、因地制宜、因人制宜』的原则。唐代《千金要方》指出：『凡用药，皆随土地所宜，江南岭表，其地暑湿，其人肌肤薄脆，腠理开疏，用药轻省，关中河北，土地刚燥，其人皮肤坚硬，腠理闭塞，用药重复。』就是具体的例子。

我国幅员辽阔，由于地理环境的差异和历史上开发的先后，各个地区医学发展水平不一。而每一个地区医学水平的提高，往往也充实了中医药学理论的实际内涵。元代朱丹溪对南方人体质和疾病的认识，就很好地补充了此前以北方经验为主的医疗知识。明清时期江南瘟疫流行，又促使了温病学派的形成。岭南地区的气候、地理环境和疾病谱也有特殊性，药材资源又相当丰富，若加以认真研究，完全有可能产生创新性理论。每一个地区中医药特点的形成，必然是对传统医学理论的继承性与实际运用的创造性相结合的结果。小的突破，至少丰富了中医临床的风格，增加了地方性的应用经验；大的突破，有可能形成新学说，带来整体性的变革。所以，研究地方医药学，其意义同样是相当深远的。

三

现代中医药研究，必须坚持以临床为出发点。近代岭南有许多临床水平出众的名医，饮誉国内外。现代岭南中医药发展应继承这一良好传统，抓好临床学术的传承。建设中医药强省的文件中很重视对名医学术的整理和对基层中医的培训，是十分有远见的。本套《文库》也注重对当代名中医学术经验的整理，这种整理就是学术传承的一种方式，并可为更多临床中医提供参考。

另外，岭南中医药的发展也应加强理论的研究。岭南医学发展历程如果横向比较，有全国影响或有重大突破的中医学理论著作还是不多的。这也许与以前岭南远离北方的传统政治文化中心有关。但在学术交流频繁、信息渠道通畅的今天，要想中医药理论有大的发展，关键还是要加强研究，提高水平，要对临床经验进行凝练和升华，对中医药理论进行务实的思考。

近年，我们提出的『五脏相关学说』就在全国引起较大的反响，并被纳入国家『九七三』计划中医药理论基础研究专项。在处于思想解放前沿的广东，完全应该迈出更大的步伐，促进中医药理论的现代化。

现代中医药的研究，又完全可以应用最新科学技术。葛洪《肘后备急方》记载的青蒿治疗疟疾，经过多年的不断研究实践，目前已发展成为世界最先进的抗疟新药。中医药治疗艾滋病、SARS，在临床有效的基础上，对其机制的深入研究有助于阐明其科学原理。但这种研究必须坚持中医药学主体性和中医药理论的主导性。

同样，现代中医药的发展也离不开产业的支持。广东中药产业有着非常好的基础，中药的种植和中成药的生产销售成为许多地方的支柱产业之一。正像民国时期创立广东中医药专门学校的前辈所说：『中国天然之药产，岁值万万（现在已远不止此数了），民生国课，多给于斯。』产业的发展既带动了地方经济，又为中医药的研究提供了良好的条件。研究中医药产业的发展策略，也是重要的课题。

《文库》囊括了前述各方面。这些学术、临床、科研及产业等的成果和经验得以系统整理出版，是岭南中医药界的盛事。岭南先贤梁启超先生诗云：『世纪开新幕，风潮集远洋。』相信《文库》能以海纳百川的气魄，汇集新知，刊布精义，成为二十一世纪岭南中医药腾飞的基石！是为序。

邓铁涛

二〇〇八年四月

前言

岭南医籍，自晋代葛洪以降，层叠累积。至明清，卷帙渐增，名家辈出，逐渐形成了岭南医学源于中土，又有别于中土的流派特征。岭南医药的文献遗存，更成为深入研究岭南医药学的重要基础。据郭蔼春《中国分省医籍考》，现存广东省（含今海南省）医籍一百九十一种，广西壮族自治区共录医籍六十一种。两者合计共二百五十二种，与江苏省的一千四百五十四种和浙江省的一千一百一十二种相比，体现了岭南医家重实干而少著述的特点，传世医籍尤显珍贵。这些古籍历经百年沧桑，保存状况日益恶化，亟待系统地整理、编选、影印出版，以发潜德之幽光，启来哲之通路。

要推陈出新，须先古为今用。学术研究的发展离不开对前代旧籍的研究整理，中国历来有盛世整理前代文献、古籍，重刊典籍的传统。河平三年（公元前二六年），西汉政局甫定，成帝即命光禄大夫刘向等广收旧典，编校诸子篇籍，先秦文献传之后世，盖始于此。而医书、方技，幸列其中。至赵宋建元，更设『校正医书局』专司此事。新中国成立及至改革开放，文化部和国家中医药管理局虽然先后组织整理再版了一些重要文献，但限于条件，种类不多。二〇〇五年，广东省委、省政府提出要将广东建成『中医药强省』，并将岭南医药文献的研究、整理、出版提上日程。中医药发展恰逢盛世，值此中华民族伟大复兴的清明盛世，整理编印岭南医学文献正当其时。选编者本『继绝存真，传本扬学』宗旨，延聘有关专家共襄盛举，将分藏于各地具有学术研究价值和珍贵文物价值的岭南中医药典籍，有计划地利用现代印刷技术复制，以飨后学。

此次选编出版岭南医学典籍，同人等力求甄选，真实反映岭南中医药学各学科门类学术发展的典籍，呈现典籍原貌，并对各典籍的出版、馆藏、主要学术思想和突出贡献等进行初步介绍，使之既符合古籍整理的常规，复兼顾中医药典籍的特点，仅作部分技术处理，俾存古人之旧。

由于历史原因，岭南医药典籍散布各地，同人等虽力求掌握每种版本的全面情况，确保选编质量，惟卷帙浩繁，遗漏、纰缪之处在所难免，尚望方家指教，以待来者。

李　剑

二〇〇八年十一月

影印说明

《伤寒论近言》，作者何梦瑶，字报之，号西池，晚年自号研农，广东南海云津堡（今南海西樵区崇北乡沙村）人，清代岭南著名医家，『粤东医界古今第一国手』。何梦瑶的生卒年份，我们以何氏家乡地方志即道光《南海县志》为准，生于清康熙三十一年（一六九二年），卒于乾隆二十九年（一七六四年），享年七十二岁。早年参加科举考试中进士。清乾隆十五年（一七五〇年），何梦瑶返回故里，先后在广州粤秀书院、越华书院主持院务。何氏一生撰述颇丰，为岭南医学留下了宝贵的医学史料。主要有《医碥》、《伤寒论近言》、《幼科良方》、《妇科良方》、《痘疹良方》、《妇婴痘三科辑要》、《神效脚气方》、《绀山医案》等。其中最著名的为

《医碥》，今人也多从《医碥》着手来探讨其医学思想。

自晋以降，历代医家都十分重视对《伤寒论》的学习和研究，称其『启万世之法程，诚医门之圣书』。岭南对《伤寒论》研究，自何梦瑶以降，先后有香山麦乃求的《伤寒法眼》、东莞陈焕棠的《伤寒论归真》等，到晚清民初更是出现了号称『四大金刚』的新会陈伯坛、顺德黎庇留、鹤山易巨荪、南海谭星缘四位岭南著名伤寒家。何氏的《伤寒论近言》全书分七卷，卷首有凡例和目录，卷一包括提纲、内经热病论、王叔和序例、伤寒论序四部分，卷二为太阳篇，卷三为阳明篇，卷四为少阳篇及阳经合病并病篇，卷五为太阴篇、少阴篇、厥阴篇，卷六包括汗吐下可不可篇、瘥后劳复、阴阳易病、痓湿暍篇、霍乱、温病、辨脉法、平脉法，卷七收录仲景原方。

何氏认为六经次第是从行于躯壳之浅深分，传经的次序，不可拘泥。

治疗但见某经脉证，即治某经。六经皆有经病和腑病。辨麻黄与桂枝的使用，桂枝发汗力小，且加芍药以缓解；麻黄发汗力大，且加桂枝以助其发汗之力。风邪亦分阴阳，以其所处的季节而定，治疗风温当用辛凉之药，不用桂枝等辛热之品。认为《黄帝内经》为后人托名所为，明确提出：『尽信书则不如无书，吾欲奉孟子以为断也。』反对『伏气温病说』；阐明温疟、风温、温毒、瘟疫的区别；头痛辨证，以经络辨证为主等。

何氏《伤寒论近言》中的一些内容在其所著《医碥》中都有所涉及，只是较零散，因《医碥》主要论述内科杂病的病证方治，而《伤寒论近言》则是何氏专门研究《伤寒论》，阐述其伤寒思想的一本专著。

何梦瑶作为清代岭南著名医家，对岭南后世医家有着深远的影响，是岭南医家中研究《伤寒论》较早且较具代表性的一位。他对《伤寒论》的理解和运用，对于今人研读《伤寒论》、学习《伤寒论》仍有很好的借鉴意义，对于当代乃至后世岭南伤寒学者有很好的启发和借鉴意义。

广州中医药大学王崇存在其硕士论文《岭南医家何梦瑶〈伤寒论近言〉残本整理及相关研究》中提及：『现在可搜集到的部分内容载于民国十六年（一九二七年）广东中医药专门学校出版的《中医杂志》第三、四、五、六期。』时任广东中医药专门学校教导主任廖伯鲁在《中医杂志》上为《伤寒论近言》连载序言：『按报之先生为吾粤名儒，学术行谊，详载志乘，惟《阮通志》叙先生医学著述未列《伤寒论近言》，可见当日已鲜流传，嗣闻版灶毁于火，传本更希，兹从卢朋著君藏本录出，庶先哲微言不至湮没云尔。』说明该书在清朝嘉道年间已鲜流传，故此王氏仅对《伤寒论近言》卷一及卷二的部分内容进行了点校、整理和相关研究。然该书现仍有全本存世，收藏于天津市医学科学技术信息研究所，为清乾隆二十四年己卯（一七五九年）乐只堂刻本，《中国中医古籍总目》中该本被著录为清乾隆六十年乙卯（一七九五年）刻本，而该书牌记则刻有『乾隆己卯年镌』。另据《中国中医古籍总目》著录，河南省图书馆藏有清乾隆二十二年（一七五七年）南海何氏刻《乐只堂医书汇函》本，但据查实已不存。本次《伤寒论近言》即以清乾隆二十四年己卯（一七五九年）乐只堂刻本为底本影印出版，不仅使时下学者能一睹该书全貌，更使一部重要的岭南医籍回归故里，意义重大。

本文参考了王崇存硕士学位论文《岭南医家何梦瑶〈伤寒论近言〉残本整理及相关研究》，在此深表感谢！

曾　召

清·何梦瑶 撰

伤寒论近言

据天津市医学科学技术信息研究所藏清乾隆二十四年己卯（一七五九年）乐只堂刻本影印

乾隆己卯年鐫

傷寒論近言

樂只堂藏板

提綱　卷一

內經熱病論

王叔和序例

傷寒論序　卷二

太陽篇

傷寒論近言卷二一

凡例

一傷寒論隨證立法分隸各篇細目雖張大綱未舉讀者苦無要領今爲提綱一篇列於其首非敢僭也欲使讀者先得其梗概不致茫無頭緒耳

一傷寒論實本內經熱病論來兹録經文于前以明淵源所自且以見仲景去取之精

一王叔和序例一篇祖述內經弁冕仲景所言大醇小疵諸家攻擊太過殊非平允亦録于前細加詳註瑕瑜自見讀者詳之

一論內各條次第諸家編排互異皆非仲景之舊本來

面目既不可考因以愚意爲線索貫串顛倒割裂罪誠不免然衷之于理或亦無碍

一六經篇內喻嘉言摘出溫病合病併病壞病各項另立篇目雖非仲景之舊于理可通茲細加辨别其有經可歸者仍隸本經篇內無經可歸者從喻氏摘出將合病併病合爲一篇附三陽經後溫病一篇附痙濕暍霍亂證後

一吐汗下可不可篇爲治法之凖繩而差後勞復及陰陽易篇又病後之治法宜次六經篇後若痙濕暍及霍亂篇則雜病也辨脉平脉二篇亦泛論脉法非專

言傷寒故並編于後

傷寒論近言目錄

目錄終

傷寒論近言卷之一

南海何夢瑤報之輯

提綱

經曰冬傷於寒誠以冬月風寒嚴厲最能傷人也當分直中寒証傳經熱証直中者因其人平日虛寒陽氣衰微不能捍衛乎外寒邪得以直入深中臟腑此是陰寒之証傳經者其人平素壯實或雖虛而有火寒邪雖厲內之陽氣足以拒之深入不能止傷其外皮膚受寒則陰凝之氣足以閉固腠理而本身之陽氣不能發泄于外是以鬱而為熱使能為之發散在表之寒邪則腠理

開鬱熱泄可立愈矣否則熱不外泄勢必內攻而由淺入深以經脉為傳送之道路蓋經脉內繫臟腑外行軀肌如江河之行于地然過都越國必由江河以達故曰傳經此則所傷者雖為外之風寒而所病者實以內之鬱熱也人身血脉大者為經小者為絡更小者為孫絡以至肉理皆能傳送然小者不若大者之速

手足各六經獨言足六經何也以足經長遠徹上徹下徧絡周身凡手經所到之處足經無不到焉舉足經自可該得手經非病無涉于手經也蓋經絡相通流行無間斷無不入手經之理叉寒之中人必先皮毛皮毛者肺之合也毛孔一閉肺氣即壅故有鼻鳴鼻涕喘逆等

証。麻黄杏仁。非肺藥而何。是肺臟且傷兒肺經耶。且腹滿嗌乾。固
屬脾經見証。然肺經脉下絡大腸還循胃口。上出肺系
肺系卽喉管。喉管之口名嗌。肺經熱及腸胃則腹必滿。
熱及肺系。則嗌必乾。是腹滿嗌乾。手足太陰皆有之矣
又心主神明開竅于舌。舌之胎。神之旨。非病及于心乎。
且口燥舌乾而渴。謂止腎經証。而無與于心經。將心經
之挾咽者。獨不能致口燥舌乾而渴耶。恐不然矣。又煩
滿囊縮。固肝經見証。然心包絡之脉。循胸下膈。則亦未
有不煩滿者。又小便不利。水尚停于小腸。而未經滲入
膀胱者。非小腸病乎。小腸脉會大椎。循頸。則項痛脊痛。

非手足太陽同有之証乎。大椎上連項下行脊。又泄利燥結。非大腸病乎。身熱鼻乾不得臥。固胃經病矣。夫所謂身熱者。身之前更熱也。大腸脉下缺盆。內絡肺。還出循胃經而下膈。是亦行身之前也。又交人中。挾鼻孔。則手陽明亦能致身熱鼻乾。不從可知乎。又胸脇痛耳聾。固足少陽病矣。然手少陽之脉。亦入耳中。布膻中。下膈。是耳聾胸痛。亦手少陽之所宜有者。而但泥定足經。謂與手經無涉。其可乎哉。循衣摸床。豈非手聊此亦可見。傳經之次。一日太陽。二日陽明。三日少陽。四日太陰。五日少陰。六日厥陰。此大槩也。或遲或速。日數可以不拘。

陶節菴云。或有始終只在一經者。或有止傳二三經者。總可不泥。按昔人謂太陽傳陽明。名循經傳。太陽傳少陽。名越經傳。太陽傳太陰。名誤下傳。以誤下而致也。太陽傳少陰。名表裏傳。太陽傳厥陰。名循經得度傳。以二脉會于巔頂。邪從此過度也。亦名首尾傳。太陽傳膀胱腑。名傳本。大抵皆乘其虛而傳之。又活人書謂凡邪自背入者。或中太陽。或中少陰。自面入者。則中陽明之類。亦不專主于太陽也。觀此則傳次誠不可泥矣。但見某經證脉。即治某經斯為活法。○或疑太陽經行身之背。陽明行身之前。少陽行身之側。則豈有自背傳腹。淩越傍側而飛渡者耶。竊意六經次第。原從其行于軀殼之淺深分。太陽行至淺。為第一層。以次至第六層厥陰。為最深。太陽第一層發熱。非獨背也。前後左右周身皆熱。而由淺入深。陽明居第二層少陽居第三層故先陽明而後少陽耳程郊倩云六經無非從淺深定部署以皮膚爲太陽所轄故署之太陽肌肉爲陽明所轄故署之陽明所以華佗曰傷寒一日在皮二日在膚三日在肌四日在胸五日在腹六日入胃只在軀殼間約略分淺深而幷不署六經名色已上言經受病大外爲經絡內爲臟腑表裏界分當如陽明分別經腑之法分出孰爲太陽經病孰爲太陽腑病孰爲少陽經病孰爲少陽腑病孰爲太陰經病孰爲太陰臟病少陰厥陰經病臟病逐一致詳然邪在陽經陽初被鬱方勃勃欲潰圍而出尚無向裏之勢多有止在于經而不入腑者故太陽篇熱入膀胱一証略舉而不多及邪在陰經已薄于裏邪氣內攻勢必連臟少有

止在于經者故三陰篇經証亦略舉而不多及蓋一則表証多一則裏証多也至若少陽則居半表半裏經腑俱病表裏兼見又無所庸其分別矣

本經傳本腑本臟宜也乃諸經之邪皆得入胃何也以胃土也萬物所歸又居中州四方輻湊也脾亦土而居中何不入脾曰邪走空竅胃上通咽門下達二腸其爲空竅大矣虛則能受也

太陽在經可汗而散也在膀胱腑可利而泄也陽明在經可汗而解也在胃腑可下而奪也在經者賊在外開前門以逐之在腑者賊入裏開後門以逐之賴有前後

門可開故易爲力也若至少陽則去前門已遠而膽又無出入路則又無後門可開將如之何小柴胡一湯雖名和解究實商量于前後之去路既無後戶自應仍走前門其用柴胡猶是引邪外出之意而道遠則不能盡出餘熱自應當清又恐鬱熱久而血液枯非養陰無以爲汗也故用黃芩甘草以淸熱滋陰而後熱解液充津津然外透而解此汗而兼清者故不曰發汗而曰和解也至于三陰則去前門愈遠矣而脾腎與肝又無後戶如何如何不知前後既不可行自不得不以鄰國爲壑邪走空竅胃實受之于是大開衆人之後門而各家之

賊無不可由此以逐也此序例所謂三陰受病已入于腑可下而已之義乎按三陰亦有不入裏而從經外解者必復發熱發熱則邪還于表也詳三陰篇。玩序例已入于腑句則三陰固有不入腑者不入于腑又不還于表將如之何則從乎清解而已亦詳三陰篇

問風爲陽邪故傷衛陽寒爲陰邪故傷營陰然乎曰否風爲陽邪言風爲衛分之邪寒爲陰邪言寒爲營分之邪陽以衛言陰以營言非謂風屬陽寒屬陰也冬月風厲寒嚴總皆陰氣特有風始寒不若無風亦寒之冽詩曰一之日觱發言風寒也二之日栗冽言氣寒也無風而寒較有風乃寒爲冽因以傷之在營而深者爲寒在衛而淺者爲風耳要之寒甚之時無風且寒況加之以風乎風寒皆能傷衛皆能傷營必

强爲分别，謂風傷衛而未及于營，尚通；謂寒傷營而無與于衛，則衛居營外，未有不由外而能及内者也。

問：風爲陽邪，性動，能開腠理，故有汗，故用桂枝止汗；寒爲陰邪，性凝閉，故無汗，故用麻黄發汗，然乎？曰：否。以風屬陽、寒屬陰，其謬前已辨之矣。至其有汗無汗之别，則以傷衛邪淺，腠理雖閉而不固，閉則肌表之氣早已鬱于中，不固則熱蒸之汗時復透于外；傷營邪深，不特閉而且固矣。此有汗無汗之分也。然有汗無汗雖殊，而表之受邪均不可不爲之解散，特以閉而不固者無事用麻黄之猛，故去麻黄加芍藥，爲桂枝之緩解耳。桂枝何嘗爲止汗之劑乎。即曰止汗。亦在芍藥。不在桂枝。桂枝仍爲發散之品也。但服湯後。表邪解散而自汗遂止。此汗以止汗。正如瀉以止瀉之義。則謂桂枝爲止汗之劑亦可。然此以中風証桂枝湯言耳。今人不問何証何方。但入桂枝一味于内。謂可止汗。亦可哂矣。

或曰。傷風有汗。熱當隨汗泄矣。安用治乎。曰。病之輕者不藥而愈。固有之矣。甚則汗之所泄無幾。傷風之汗時有時無。亦不多。不似熱入陽明之常自汗淋漓也。熱之所鬱無窮。安在不治而可愈也。

問冬月之風。當與寒同屬陰邪矣。若春之溫風。夏之暑風。并陽邪乎。曰然。然此當用辛涼。又不當用桂枝之辛熱矣。

內經熱病論

黃帝問曰。今夫熱病者。指傳經熱証言。皆傷寒之類也。直中傳經寒熱雖殊。要皆外感于寒而病者也。但病名傷寒。似單指直中寒証言。而熱與寒不同類。恐人疑傳經熱証。無與于傷寒。故特明之曰。皆傷寒之類。或愈或死。其死皆以六七日之間。其愈皆以十日以上者何也。岐伯對曰。巨陽者。即太陽。諸陽之屬也。其脉連于風府。風府穴名。在腦後髮際上一寸。督脉經穴。太陽脉夾督脉而行。交巓絡腦。與督脉會于睛明。則必有相連風府之處矣。故爲諸陽主氣也。猶云爲陽明少陽綱領。此明太陽居表。風寒從此而入。人之傷于寒也。則爲病熱。經氣被表寒所鬱而熱也。熱雖甚不死。以病止在經也。其兩感于寒而病者。謂病熱也。必不免于死。詳下文。帝曰。願聞其狀。岐伯曰。傷寒一日。巨陽受之。故頭項痛。腰脊强。其脉交巓。絡腦。下項。循肩。挾脊。抵腰。爲風寒所滯。故强痛。二日陽明受之。陽明主肉。其脉挾鼻。絡于目。故身熱目痛而鼻乾。此經病。不得臥也。此腑病。經曰。胃不和則臥不安。三日少陽受之。少陽主膽。其脉循脇。絡于耳。故胸脇痛而耳聾。四日太陰受之。太陰脉布胃中。絡于嗌。故腹滿而嗌乾。五日少陰受之。少陰脉貫腎。絡于肺。繫舌本。故口燥舌乾而渴。六日厥陰受之。厥陰脉循陰器而絡于肝。故煩滿而囊縮。已上皆傷寒而病熱之証。由表傳裏。漸次如此。所謂傳經熱証也。三陰三陽五臟六腑皆受病。觀此可知傳足不傳手之說大謬矣。營衛不行。五臟不通。則死矣。此應其死皆以六七日之間句。其不兩感于寒者。七日巨陽病衰。頭痛少愈八日陽明病衰身熱少愈九日少陽病衰耳聾微聞十日太陰病衰腹減如故則思飲食十一日少陰病衰渴止不滿舌乾已而嚏少陰脉絡肺肺病得泄陰陽氣得復故上通而嚏十二日厥陰病衰囊縱少腹微下大氣皆去熱氣盡除也病日已矣此應其愈皆以十日以上句○按諸經証七日後始得遞罷是七日以前三陰三陽皆病可知也上言死此言愈者以非兩感重証或病止在經未及臟腑故愈耳所謂或愈或死不必如兩感之必死也其不兩感句猶云其非死証者帝曰治之奈何岐伯曰治之各通其臟脉該腑脉說病日衰已矣其未滿三日者可汗而已其已滿三日者可泄而已所謂在表宜汗在裏宜下也帝曰其病兩感于寒者其脉應與其病形如何岐伯曰兩感于寒者病一日則

巨陽與少陰俱病則頭痛（太陽）口乾而煩滿（少陰）二日則陽明與太陰俱病則腹滿（太陰）身熱不欲食讝語（陽明）三日則少陽與厥陰俱病則耳聾（少陽）囊縮而厥（厥陰）水漿不入不知人六日死帝曰五臟已傷六腑不通營衛不行（三日之內已如是矣）如是之後三日乃死何也岐伯曰陽明者十二經脉之長也其血氣盛故不知人三日（三日已不知人又三日合六日）其氣乃盡故死矣（言胃氣未遽絕雖病至不知人而必待氣盡乃死也）此亦應其死當以六七日句○兩感三日遍六經較六日遍者爲速一倍則其暴可知然二症皆推到臟腑受傷乃死然則病止在經者不死可知矣但六經俱病鮮有臟腑不病者故尋常傷寒則言或愈或死兩感暴速則言必死耳後人不明此義不分在經在臟槩云兩感不救誤矣再按兩感爲倍速之病則凡勢驟而暴者皆可危不必泥定表裏兩經

齊病之說，讀古人書，須得其言外之意，毋膠柱而鼓瑟也。

凡病傷寒而成溫者，先夏至日爲病溫，後夏至日爲病暑，此叔和序例，冬月傷寒，至春夏乃發者，名溫暑之粉本也，有辨見叔和序例中。暑當與汗皆出，勿止，言當任汗之自出，不當止之也，蓋暑病多汗，暑邪隨汗泄，豈可止之而閉邪在裏乎。

王叔和序例

陰陽大論云春氣溫和夏氣暑熱秋氣清涼冬氣冷冽此則四時正氣之序也正氣對下異氣言爲通篇眼目冬時嚴寒萬類深藏君子固密則不傷于寒觸冒之者乃名傷寒耳其傷于四時之氣皆能爲病以傷寒爲毒者以其最成殺厲之氣也中而即病者名曰傷寒不即病者寒毒藏于肌膚至春變爲溫病至夏變爲暑病暑病熱極重于溫也喻嘉言駁之云經言冬傷于寒春必病溫矣未嘗言夏必病暑也暑自是夏月正病烏有冬時伏寒至春不發至夏始發之理乎程郊倩則曰經云冬傷于寒寒字指腎言腎于時爲冬于氣爲寒冬傷于寒猶言傷腎也故又云冬不藏精春必病溫因其人縱慾傷精陰虛火炎故至春夏而發爲溫熱之病叔和錯認以爲外傷

風寒謬矣按叔和此說實本內經熱病論凡病傷寒而成溫者先夏至日爲病溫後夏至日爲病暑數句及是溫瘧論來予細玩熱病論傷寒字未嘗確指冬月言或可說春夏感于風寒則病溫暑叔和援據不的亦未定而溫瘧論則明云溫瘧名得之冬中于風寒氣藏于骨髓中至春則陽氣大發邪不能自出因遇大暑腦髓爍肌肉消腠理發泄或有所用力邪與汗皆出此病藏于腎其氣先從內出之外也則叔和之說固有所本而喻程二家彈駁叔和不任受矣但予于此終有疑焉蓋人身元氣壯實邪不能入邪之所湊其氣必虛使虛在火而寒邪則寒邪深入骨髓當爲直中矣豈能安然待至春夏而後發也使虛在水而熱耶則寒熱不同氣勢必拒擊安能耦居無猜歷春而至夏也內藏者爲寒邪矣不識久藏骨肉中依然不改其寒耶則其發也仍是寒病不應變爲溫熱也如以爲隨時令而變耶則沉陰沍寒忽轉溫熱正是陽回佳兆又何病之云也又不識其發于春夏也爲藏之久而自發無待于外耶則溫瘧論固謂邪不能自出也如必待感于溫暑之氣而后發則二氣自能爲病安知非感溫氣者自病溫感熱氣者自病熱而何必種根伏蒂于冬寒也且春夏之病必推

原于冬，則冬之傷寒，亦當推原于夏秋矣。遥遥華胄，向處尋宗問祖乎？叔和亦云，傷于四時之氣，皆能爲病，而又何必爲之推原也？春氣發動，尚不能出，不識藏之許久，亦有作動時耶？既無明言，則是未嘗爲害也。及至暑令，隨汗而泄，則賊已離家，所爲害者，自是暑熱之氣，于伏寒無涉，夫何關于輕重，而必復爲之追論也。竊意内經未必出于岐黄，大抵後人穿鑿附會者多，盡信書，則不如無書。吾欲奉孟子以爲斷也。或曰：中蠱毒者，毒重則發速，輕則發遲，以此推之，寒邪遍傷周身，則當時鬱熱，止傷一處，則鬱久乃發，可知矣。予何疑之乎？曰：如果久鬱成熱，則雖不感温暑，亦必自發，而必謂發因温暑，何耶？且春自有温病，夏自有暑病，而必謂種根于冬寒，反將二時正氣爲病，抹煞，亦無謂矣。

是以辛苦之人，春夏多温熱病，皆由冬時觸寒所致，非時行之氣也。已上言冬時正氣爲病，不論當時即病，過時乃病，病皆爲正氣所傷，蓋發之時雖不同，而冬傷于寒則同也。凡時行者，春時應煖而反大寒，夏時應熱而反大涼，秋時應涼而反大熱，冬時應寒而反大溫，此非其時而有其氣，是以一歲之中長幼之病多相似者，此則時行之氣也。對上正氣爲病言，此則異氣爲病也。正氣病，惟觸冒者乃受之；異氣爲病，則人率受之矣。夫欲候知四時正氣爲病及時行疫氣之法，皆當按斗曆占之。九月霜降後宜漸寒，向冬大寒，至正月雨水節後宜解也。所以謂之雨水者，以冰雪解而爲雨水故也。至驚蟄二月節後，氣漸和暖，至夏大熱，至秋便凉。已上明四時正氣如此。從霜降已後至春分以前，凡有觸冒霜露，互風寒言。體中寒卽病者，謂之傷寒也。此是冬時正氣爲病。其冬有非節之煖者，名曰冬溫。冬溫之毒與傷寒大異，冬溫復有先後，更相重沓，亦有輕重。此是冬時異氣爲病。

爲治不同，證如後章。指下文溫瘧四症。從立春節後，其中無暴大寒，又不冰雪，而有人壯熱爲病者，此屬春時陽氣發于外。原文無外字，從準繩增入。冬時伏寒，變爲溫病。此亦正氣爲病。從春分已後，至秋分節前，天有暴寒者，皆爲時行寒疫也。此亦異氣爲病，就春夏言。三月四月，或有傷寒，其時陽氣尚弱，爲寒所折，病熱猶輕。五月六月，陽氣已盛，爲寒所折，病熱則重。七月八月，陽氣已衰，爲寒所折，病熱亦微。其病與溫及暑病相似，但治有殊。此申春夏異氣爲病，輕重如此，與上冬時異氣亦有輕重，爲治不同，對鎖作章法。十五日得一氣，於四時之中，一時有六氣，四六名爲二十四氣也。然氣候亦有應至而不至，或有未應至而至者或有至而太過者皆成病氣也（此又明四時之氣雖正亦有至之遲速不一與太過不及之別雖不若冬溫夏寒之怪異而亦足以為病也）但天地動靜陰陽鼓擊者各正一氣耳是以彼春之暖為夏之暑彼秋之忿為冬之怒（言正氣之代嬗有序有漸也忿發怒號以風言）是以冬至之後一陽爻升一陰爻降也夏至之後一陽氣下一陰氣上也斯則冬夏二至陰陽合也（陽極陰生陰極陽生二者交代故曰合）春秋二分陰陽離也（陽盛陰退陰盛陽退故曰離）陰陽交易人變病焉（交易猶云錯亂）此君子春夏養陽秋冬養陰順天地之剛柔也小人觸冒必嬰暴疹須知毒烈之氣留在何經而發何病詳而取之是以春傷于風夏必飧泄夏傷于暑秋必病

瘧。秋傷于溼。冬必咳嗽。冬傷于寒。春必病溫。此必然之道。可不審明之。此段應上文綱目傷寒毒留肌膚至春發爲溫病一段。　傷寒之病。逐日淺深。以施方治。今世人傷寒。或始不早治。或治不對病。或日數久淹。困乃告醫。醫人又不依次第而治之。則不中病。皆宜臨時消息制方。無不效也。今搜採仲景舊論。錄其証候。診脉聲色。對病眞方。有神驗者。擬防世急也。又土地溫涼高下不同。物性剛柔飡居亦異。是故黃帝興四方之問。岐伯舉四治之能。以訓後賢。開其未悟者。臨病之工。宜須兩審也。此段明所以採輯傷寒論。又示人當更審內經所言以爲活法也。　凡傷于寒。則爲病熱。熱雖甚不死。若兩感于寒而病者必死。尺寸俱浮者。太陽受病也。當一二日發。以其脉上連風府。故頭項痛。腰脊強。尺寸俱長者。陽明受病也。當二三日發。以其脉挾鼻絡于目。故身熱目痛鼻乾不得臥。尺寸俱弦者。少陽受病也。當三四日發。以其脉循脇絡于耳。故胸脇痛而耳聾。此三經皆受病。未入于腑者。可汗而已。尺寸俱沉細者。傳經熱邪。脉未必細。而舉細爲言者。細猶爲熱。則大可知。太陰受病也。當四五日發。以其脉布胃中。絡于嗌。故腹滿而嗌乾。尺寸俱沉者。少陰受病也。當五六日發。以其脉貫腎絡于肺。繫舌本。故口燥舌乾而渴。尺寸俱微緩者。厥陰受病也。當六七日發。以其脉循陰器。絡于肝。故煩滿而囊縮。此三經皆受病。已入于腑者。可下而已。喻云。入腑未入腑。少變內經入臟原文甚精。若兩感于寒者。一日太陽受之。卽與少陰俱病。則頭痛口乾煩滿而渴。二日陽明受之。卽與太陰俱病。則腹滿身熱不欲食譫語。三日少陽受之。卽與厥陰俱病。則耳聾囊縮而厥。水漿不入。不知人者六日死。若三陰三陽。五臟六腑皆受病。則營衛不行。臟腑不通。則死矣。三陰三陽數句。內經本就逐日單傳者言。叔和移綴兩感下。以與熱雖甚不死句相妨。與兩感必死句相衍也。其不兩感于寒。更不傳經。更不當作不更言不再傳也。○再傳說見太陽篇末條。不加異氣者。異氣謂冬溫也。至七日太陽病衰。頭痛少愈也。八日陽明病衰。身熱少歇也。九日少

陽病衰耳聾微聞也十日太陰病衰腹減如故則思飲
食十一日少陰病衰渴止舌乾已而嚏也十二日厥陰
病衰囊縱少腹微下大氣皆去病人精神爽慧也此詳傷寒
症候皆內經原文參入脉法亦
大緊耳當于論中詳求不可泥若過十三日已上不間
尺寸陷者危病久脉陷邪盛正衰也若更感異氣變爲他病者當
依舊壞証病而治之入此節與上冬溫節相應更感異
氣謂冬月感寒時兼感非節之冬
溫也他病指下溫瘧四症言○壞症仲景
論中只有兩條亦不立治法此不知何指若脉陰陽俱
盛恐即仲景所謂傷寒浮緊重感于寒者言冬月傷寒兼傷冬溫伏
藏至春重感于時行之寒
也變爲溫瘧陽脉浮滑陰脉濡弱者即仲景所謂中風浮緩也更遇
于風冬中風兼感冬溫至春又傷風變爲風溫陽脉洪數陰脉實大者

冬傷寒而兼感冬溫至春發爲熱病也更遇溫熱至春發時又感熱變爲溫毒溫毒爲病最重也陽脉濡弱陰脉弦緊者冬傷寒兼冬溫而春發病溫也溫爲春氣弦爲春脉故抯合爲言耳更遇溫氣至春發時更感于溫變爲溫疫按伏寒變爲溫暑之說前已駁正則溫自是春令之病風溫即春溫風木爲春氣故又名風溫耳溫瘧則溫病之往來寒熱如瘧者如傷寒之有少陽症也溫毒亦即溫病之甚者溫疫又天行之厲氣皆與冬傷于寒無涉另有說附本篇後以此冬傷于寒發爲溫病脉之變証方治如法如法言應如法也詳下文凡人有疾不時即治隱忍冀差以成錮疾小兒女子益以滋甚時氣不和便當早言尋其邪由及在腠理以時治之罕有不愈者患人忍之數日乃說邪氣入藏則難可制此爲家有患備慮之要凡作湯藥不可

避晨夜覺病須臾即宜便治不等早晚則易愈矣如或差遲病即傳變雖欲除治必難爲力服藥不如方法縱意違師不須治之(淺贅可删)凡傷寒之病多從風寒得之始表中風寒入裏則不消矣未有溫覆而當不消散者不在證治擬欲攻之猶當先解表乃可下之若表已解而內不消非大滿(內不實也)猶生寒熱(表症尚在也)則病不除若表已解而內不消大滿大實堅有燥屎自可除下之雖四五日不能爲禍也若不宜下而便攻之內虛熱入協熱遂利煩躁諸變不可勝數輕者困篤重者必死矣夫陽盛(猶言熱盛于裏也)陰虛(熱盛則傷陰液也)汗之則死下之則愈陽虛

陰盛。(表陽虛而風寒之陰邪中之。)汗之則愈下之則死。夫如是則神丹(是當時表藥。)安可以誤發。甘遂(當時下藥)何可以妄攻。虛盛之治。相背千里。吉凶之機。應若影響。豈容易哉。況桂枝下咽。陽盛則斃。(即上內熱盛汗之則死之說)承氣入胃。陰盛乃亡。(即上熱未入裏下之則死之說。曰則死則斃則亡。甚言之以垂戒也。)死生之要。在乎須臾。視身之盡不暇計日。此陰陽虛實之交錯。其候至微。發汗吐下之相反。其禍至速。而醫術淺狹。懵然不知病源。爲治乃誤。使病者殞殁。自謂其分。至令冤魂塞于冥路。死屍盈于曠野。仁者鑒此。豈不痛歟。凡兩感病俱作。治有先後。(表急先解表。裏急先攻裏也。)發表攻裏。本自不同。而執迷妄意者乃云神丹甘遂合而飲之。且解其表。又除其裏。言巧似是其理實違。夫智者之舉措也。常審以慎。愚者之動作也必果而速。安危之變。豈可詭哉。世上之士。但務彼翕習之樂。而莫見此傾危之敗。惟明者居然能護其本。近取之身。夫何遠之有焉。凡發汗溫服湯藥。其方雖言日三服。若病劇不解。當促其間。可半日中進三服。若與病相阻。卽便有所覺。病重者一日一夜。當晬時觀之。若服一劑。病証猶在。故當復作本湯服之。至有不肯汗出。服三劑乃解。若汗不出者。死病也。凡得時氣病。至五六日而渴欲飲水。飲不能多。不當與也。何者。以腹中熱尚少不能消之便更與人作病也至七八日大渴欲飲水者猶當依証而與之與之當令不足勿極意也言能飲一斗與五升若飲而腹滿小便不利若喘若噦不可與之也忽然大汗出是爲自愈也凡得病反能飲水此爲欲愈之病其不曉病者但聞病飲水自愈小渴者乃強與飲之因成其禍不可復數也凡得病厥脉動數服湯藥更遲脉浮大減小初躁後靜此皆愈証也凡治溫病可刺五十九穴又身之穴三百六十有五三十六穴灸之有害七十九穴刺之爲災并中髓也凡脉四損三日死平人四息病人脉一至名曰四損脉五損一日死平人

五息病人脉一至名曰五損脉六損一時死平人六息病人脉一至名曰六損脉盛身寒得之傷寒脉虛身熱得之傷暑脉陰陽俱盛大汗出不解者死脉陰陽俱虛熱不止者死脉至乍疎乍數者死脉至如轉索者其日死讝言妄語身微熱脉浮大手足溫者生逆冷脉沉細者不過一日死矣此以前是傷寒熱病症候也

附論溫暑溫疫

或問子以溫暑非發于冬時伏寒是誠春夏外感之証矣不識所感何邪乎曰有二一爲風邪蓋春初風寒料峭夏月人多貪受風凉因而生病此與傷寒異時同理

一爲氣邪則感溫氣而病溫感熱氣而病熱也感風邪者但名感冒此名溫暑病是指感氣邪者言

問暑氣酷烈感之致病宜也春溫則氣本和煦何能病人曰春陽發動地氣升騰不無穢濁受其蒸薰滿悶不行固有因之爲病者矣

問傷寒惡寒傷熱應惡熱而仲景有溫病不惡寒之說又有中暑惡寒之說何也曰傷熱惡熱此溫暑之所以不惡寒也若汗大出腠理疏表虛者不任風寒故亦有惡之者然居幃室則又增悶非若傷寒之惡寒欲得衣被也溫病雖有汗而不多腠理不甚疏故不言惡寒暑病汗多而腠疏矣故言惡寒且當病發

之時，又感風寒，固有之矣，其惡寒宜也。

春夏感風邪而病，與冬月傷寒，皆須發表，但冬用辛熱，以外熱而內未熱，因冬時陽氣潛伏，未甚發動故也。若春夏則陽氣大發，表裏俱熱，宜用辛凉雙解矣。感氣邪而病溫暑，亦用辛凉，但凉多辛少，汗多者加斂汗之藥爲宜。若其人陰虛火炎，因春夏陽氣大發而病熱，初不因感風寒與溫暑之氣者，此即經所言冬不藏精，春必病溫，自是內傷一門，只從內治，不關于表也。

外感風寒，與外感溫暑發熱之理同乎？曰感風寒發熱，是外寒鬱閉內氣爲熱，感溫暑發熱，是外氣增助內氣爲熱也然則傷寒解表是驅外來之寒邪而內熱得泄而解然必兼助其裏不然則無力托邪所以不可用辛涼傷暑解表是驅外來之熱邪而內熱無助乃衰然必兼淸其裏不然則內外固結而不解所以不可用辛熱也若汗多氣泄所謂大熱傷氣也熱藥固不可用但須加人參觀白虎之用人參可見又中暑有內無大熱者以陽大泄于外故裏無熱也其脉必虛則溫熱亦可用

冬傷寒夏傷暑春溫秋燥長夏濕皆當時之氣爲病也至若序例之所云冬溫夏寒疫則非時之氣爲病也亦曰天行病至於瘟疫則又天行邪氣之至毒者邪多從口鼻吸入非必有風寒侵其皮膚也邪入亂正拂鬱煩

擾行運失常而發爲熱熱自內出表証見焉及其壅盛於外不能泄越裏復鬱熾內証見焉所感者至厲之氣則病氣亦復至毒屍氣更復穢惡宜其易於傳染也其所以盛於春夏者以春夏之氣升浮溫熱邪氣與之蒸浮充滿瀰綸無處可避也至若秋冬凉風一掃酷除穢滌不復爲患矣其受病與傷寒不同傷寒從皮毛入此從口鼻入也又與溫暑不同彼所感者猶是天地之正氣此所感者天地之邪氣也又與冬溫夏寒疫不同彼雖爲失令之邪而不若此之邪而且毒也喻嘉言云傷寒邪中外廓一表即散瘟疫邪行中道表之不散傷寒

邪入胃府。一下可愈。瘟疫邪徧三焦。散漫不收。下之不除。深得瘟疫情狀。

傷寒論序

漢長沙太守南陽仲景張機著

余每覽越人入虢之診望齊侯之色未嘗不慨然嘆其才秀也怪當今居世之士曾不留神醫藥精究方術上以療君親之疾下以救貧賤之厄中以保身長全以養其生但競逐榮勢企踵權豪孜孜汲汲惟名利是務崇飾其末忽棄其本華其外而悴其內皮之不存毛將安附焉卒然遭邪風之氣嬰非常之疾患及禍至而方震慄降志屈節欽望巫祝告窮歸天束手受敗賫百年之壽命持至貴之重器委付凡醫恣其所措咄嗟嗚呼厥

身以斃神明消滅變爲異物幽潛重泉徒爲啼泣痛夫舉世昏迷莫能覺悟不惜其命若是輕生彼何榮勢之云哉而進不能愛人知人退不能愛身知己遇災值禍身居厄地蒙蒙昧昧惷若遊魂哀乎趨世之士馳競浮華不固根本忘軀徇物危若冰谷至於是也余宗族素多向餘二百建安紀年以來猶未十稔其死亡者三分有二傷寒十居其七感往昔之淪喪傷橫夭之莫救乃勤求古訓博采衆方撰用素問九卷八十一難陰陽大論胎臚藥錄幷平脈辨症爲傷寒雜病論合十六卷雖未能盡愈諸病庶可以見病知源若能尋余所集思過

半矣夫天布五行以運萬物人稟五行以有五臟經絡府俞陰陽會通玄冥幽微變化難極自非才高識妙豈能探其理致哉上古有神農黃帝岐伯伯高雷公少俞少師仲文中世有長桑扁鵲漢有公乘陽慶及倉公下此以往未之聞也觀今之醫不念思求經旨以演其所知各承家技終始順舊省疾問病務在口給相對斯須便處湯藥按寸不及尺握手不及足人迎趺陽三部不參動數發息不滿五十短期未知決診九候曾無髣髴明堂庭闕盡不見察所謂窺管而已夫欲視死別生實爲難矣孔子云生而知之者上也學則亞之多聞博識知

之欢也。余宿尚方術。請事斯語。

傷寒論近言卷之一

傷寒論近言卷之二

南海何夢瑤報之輯

太陽篇

太陽受邪，淺而在表，治宜推之外出，不宜引之內入。發汗解肌，片言可畢，緣人之虛實不同，治之過誤不一，則隨變救逆，其法不得不詳，又有統論証治，本非專屬太陽，而叔和混行編入者，此本篇所以多至百餘條也，須分別觀之。　大抵叔和編次仲景傷寒論，凡曰太陽病者，入太陽篇，曰陽明病者，入陽明篇，各經倣此，其但曰傷寒病，而無可繫屬者，則凡是陽症皆混入太陽以太陽爲三陽之首陽明少陽之病皆自太陽傳來故繫之太陽也凡是陰症皆混入厥陰以厥陰爲三陰之終太陰少陰之病皆傳至厥陰而極故繫之厥陰也王金壇論此頗詳見準繩

〔一〕太陽之爲病脉浮在表故浮兼下文浮緩浮緊言頭項項後項也強不柔和也痛太陽經脉上額交巔絡腦還出別下項連風府爲風寒所滯故巔額腦後項俱強痛〇頭痛三陽俱有之太陰少陰則無厥陰脉與督脉會于巔項亦間有頭痛但無身熱可辨又陽明頭痛當額而連目少陽頭痛多在兩角與太陽有別而惡寒傷風寒而惡風寒猶傷酒食而惡酒食也蓋本身之陽氣被風寒所鬱不得發越方欲就溫煖以宣通故惡寒之遏閉〇此總挈傷風傷寒兩証下言太陽病者指此脉此証而言也

〔二〕病有發熱惡寒者發於陽也無熱惡寒者發於陰也

承上條惡寒來，言必發熱之惡寒，乃是陽經陽症；若無熱之惡寒，乃直中陰經之陰症，蓋陰盛陽衰而惡寒，非陽症也。發於陽者七日愈，發於陰者六日愈，以陽數七陰數六也。陽屬火，成數七；陰屬水，成數六也。太鑿，可不泥。

〔三〕病人身大熱，反欲得近衣者，猶言惡寒。熱在皮膚，寒在骨髓也；又承上條發熱惡寒來，言亦有是陰症者，蓋陰盛格陽，外雖熱而內實寒，故惡寒，不可不辨也。更參少陰篇第十七條註。身大寒，反不欲近衣者，寒在皮膚，熱在骨髓也。此熱入于內，故外涼，外雖涼而內實熱，故不欲近衣。○按骨髓以內言，包臟腑在內。

〔四〕太陽病，發熱，風寒外束，本身之陽氣不能發越，故鬱而爲熱，手足亦溫，傷寒則指尖微冷。汗出，風寒淺在衛分，閉遏不固，衛分氣盛，纔鬱便發熱。熱盛寒微，鬱熱能潰圍少泄，故汗出。汗者熱蒸氣成水也。惡風，或言傷風惡風，傷寒惡寒，惡風者有風則惡，無風則否；傷寒則有風固惡，無風亦惡，然可不泥。觀論中毋每互言可見。**脉緩者。**緩對緊言。和柔之名。非遲緩也。蓋發熱脉必數而不遲。○熱則筋脉縱弛。故脉和緩。**名曰中風。**○中風即傷風。傷之淺而在衛分者。○此揭太陽中風脉症。後言太陽中風者。指此脉此症言也。

〔五〕**太陽病。或已發熱。或未發熱。**終必熱。若不熱。則屬陰証矣。然未熱時。亦必頭痛。與陰症無頭痛者異。可辨也。○寒深入。故發熱較中風爲遲。**必惡寒。體痛。**寒邪深入營分。血氣凝滯于經隧中。故全體皆痛。不僅如傷風頭項強痛而已。○按此體痛。但拘急而已。若陰毒之體痛則甚如被杖。**嘔逆。**寒外束。毛孔閉。氣無從越而上壅使然。○句下當補無汗二字。**脉陰陽**即尺寸。**俱緊者。**寒邪深入。則寒盛。營陰氣弱。不能遽鬱成熱。熱少寒多。寒則筋脉收引。故急勁有力。不若傷風之柔緩也。**名曰傷寒。**此傷之深而在營分者。按風寒皆能傷衛。皆能傷營。以其淺在衛分。熱多。名之曰風。深在營分。寒多。名之曰寒耳。不必泥。分說詳提綱中。○此揭太陽傷寒脉症。後言太陽傷寒病者。指此脉此症。

言也。

此五條揭太陽脈症而分別傷風傷寒也。

（六）太陽病，頭痛發熱，汗出惡風者，桂枝湯主之。

（七）太陽中風，陽浮而陰弱。三菽之重爲肺脈，肺主氣，衛分也，屬陽，衛感風故浮。六菽之重爲心脈，心主血，營分也，屬陰，營汗出故弱。弱即緩也，變文言弱者，以熱蒸汗出，營不能固也。○按陽浮者熱自發，衛陽被鬱而發熱也。陰弱者汗自出，緩爲熱，熱擾營，營不能固，故汗出。嗇嗇不足也。惡寒，肌被寒侵，怯而歛也。淅淅灑淅也。惡風，肌因風灑，疎難禦也。翕翕發熱，熇熇然熱也，若合羽所覆，熱在皮毛間也。鼻鳴傷風有鼻淵，傷寒無鼻淵。乾嘔者，氣不外越則上壅，故鼻塞而有聲；嘔緣氣上逆，非有物停阻，故乾嘔而無所出。桂枝湯主之。

（八）太陽病，發熱汗出者，此爲營弱衛強，強謂邪氣實。故使汗

出欲救邪風者宜桂枝湯主之此互上條

〔九〕病人臟無他病裏和能食二便如常也時發熱自汗出而不愈者此爲衛氣不和也邪居之故不和先其時發汗則愈桂枝湯主之先其時三字疑衍○喻嘉言曰時發熱者有時熱有時不熱也故先其時發汗程郊倩謂中風發熱無止息時此條是言雜病蓋雖無風邪而衛既不和亦可用此湯和之也按程說謬甚無表邪豈有用桂枝之理觀第四十二條則熱固有或作或止者蓋症之輕者也

〔十〕病常自汗出者此爲營氣和營無寒侵止有熱擾然汗常出則熱亦泄故曰和恐人誤認營弱爲陰虛故此明之營氣和者外不諧以衛氣不共營氣和諧故耳言病自在衛與營無干也以營行脈中言無寒邪衛行脈外言有寒邪復發其汗汗常出而寒邪仍不全解蓋未得藥力之故此熱蒸之汗非表解之汗也故須復發

其營衛和則愈。宜桂枝湯。今人動云桂枝調和營衛，而汗。不達其義，不知在中風症，則爲散衛邪以泄營熱；在傷寒症，則爲佐麻黃以散營寒。蓋營血爲寒所凝，不能與衛氣相通，桂入血分，行營枝如經絡之分布，故入經絡，溫散其寒，以通氣血。若血熱而非由外感，謬妄用之，誤矣。

十一

太陽病，外症未解，脈浮弱者，宜以汗解，宜桂枝湯。上已六條，言桂枝爲傷風主方。下三條，言麻黃爲傷寒主方。

十二

桂枝本爲解肌，言桂枝本爲解肌輕劑，不勝發汗之任，蓋止宜于傷風也。若其人脈浮緊，發熱汗不出者，是傷寒。不可與也。言當用麻黃重劑發汗也。當須識此，勿令誤也。劑輕則汗不出，而辛熱之性，反以助熱，故須用重劑發之，庶邪泄而熱不留耳。

十三

太陽病，頭痛發熱，身疼腰痛，骨節疼痛，惡風，兼惡寒言。無

汗。寒邪閉固。故無汗。而喘者。麻黃湯主之。中風止傷皮毛。未及血脉。故無身腰骨節疼痛

〔十四〕脉浮者病在表。初起邪未甚。故但浮不緊。可發汗。宜麻黃湯。脉浮而數者。傷寒久熱盛。故緊變爲數。可發汗。宜麻黃湯。

此九條。論麻桂爲太陽解表之主治也。然有不可槩施者。詳于左。

〔十五〕酒客不可與桂枝湯。得湯則嘔。以酒客不喜甘故也。溼熱素盛。纔挾外感。必增滿逆。當用辛涼撤熱。辛苦消滿。

〔十六〕凡服桂枝湯吐者。其後必吐膿血也。亦溼熱素盛。故不納。吐則熱愈淫溢于上焦。蒸爲敗濁。故吐膿血。

〔十七〕衄家不可發汗。汗出必額上陷脉。指額角上陷中之脉。緊急。血枯則筋脉急。目直視不得眴。同瞬目睛轉動也。不得眠。諸脉繫于目脉急則目直視而不能轉動。不得眠。陰虛不能寐也。〇當參本篇七十七七十一兩條。

〔十八〕亡血家不可發汗。發汗則戰慄而寒。陰亡陽無偶亦從汗脫也。

〔十九〕瘡家雖身疼痛。言雖傷寒而見身體痛症。不可發汗。汗出則痓。慣生瘡之人。血爲熱灼而虛。且或潰敗消耗。更汗以竭之。則筋脉失所養而痓。

〔二十〕淋家不可發汗。發汗則便血。熱畜膀胱。腎水必乏。更汗以竭之。無水應熱之逼則必逼及于血矣。

〔廿一〕咽喉乾燥者。不可發汗。上焦津乏。

〔廿二〕汗家重發汗。必恍惚心亂。汗爲心液。平素多汗。更發之。則血枯。心失所養而神

亂。必恍惚。小便已陰疼。心與小腸爲表裏。心液虛則小
怔忡不寧。小便亦竭。故淋瀝莖痛。一說陰宗
筋也。液去則失養。故疼。與禹餘糧丸。方
此于已字之義爲貼切。缺

〔廿三〕脉浮緊者。法當身疼痛。宜以汗解之。假令尺中脉遲
者。遲卽弱濇之意。若作遲數之遲。則六脉一體。無尺獨遲之理。不可發汗。何以知之。
然以營氣不足。血少故也。

〔廿四〕脉浮數者。法當汗出而愈。若下之。身重心悸者。氣虛不運
故重。血虛不安故悸。悸者。心虛惕惕然不自安也。不可
又有因水停者。火爲水逼。不安而動。見二十七條。
發汗。當自汗出而解。既屬虛證。縱表未解。亦不可發汗。所以然者。尺中
脉微。此句互上心悸血虛。腎水竭也。此裏虛。須表裏實。津液自和。便自
汗出愈。當用小建中。

此十條皆不可汗者也。凡汗之不當，致變多端，詳於左。

(廿五)發汗後，水藥不得入口爲逆。若更發汗，必吐下不止。

此因發汗亡陽，中寒，故不特不能飲水，即藥亦拒。若更汗，則陽益外越，中益虛寒，而上吐下利矣。

(廿六)病人裏有寒，復發汗，胃中冷，必吐蚘。詳厥陰篇第五條。

(廿七)太陽病發汗，汗出不解，其人仍發熱，似宜再汗。心下悸，頭眩，

眩，眩暈，非玄而見玄，眼黑而頭旋也。乃其人腎寒，陽虛，汗之太過，不特虛其上中之陽，即下焦眞陽亦越。腎寒挾水上凌，則心悸。虛陽上冒，則頭眩。

身瞤動，

陽虛則不能溫筋肉，筋肉寒則抽引而動。

振振

振振，戰搖也。

欲擗地者，

擗地未詳。

眞武湯主之。

薑附溫腎回陽，茯苓降水氣之逆，使從小便出。觀湯註云：若小便利，去茯苓，可見茯苓以治小便不利也。又因薑附走而不守，故用芍藥斂之，使入

陰分。

〔廿八〕太陽病發汗。遂漏不止。其人惡風。表疎復加風襲故也。小便難。津液外泄而不下滲。兼肺氣外脫。而膀胱之化不行。四支微急。難以屈伸者。無陽以溫四支。則勁急而不柔。桂枝加附子湯主之。溫中而兼實表。

〔廿九〕發汗病不解。反惡寒者。虛故也。發汗則表解。應不惡寒。今惡寒。則陽虛可知。○病不解。言表病雖解。而營衞俱弱。不得愈也。芍藥甘草附子湯主之。

〔三十〕發汗後身疼痛。陽亡血虛。陰凝不運。故痛也。脉沉遲者。以此知身疼爲血虛而寒。若浮緊。則身痛爲邪實矣。桂枝湯加芍藥生薑各一兩。人參三兩。名新加湯主之。

〔卅一〕發汗過多。其人叉手自冒心。心下悸。欲得按者。陽虛而心惕惕然不能自守。按則定。不按則不定也。桂枝甘草湯主之。

【卅二】未持脉時。病人叉手自冒心。師因教試令咳。而不咳者。此必兩耳聾。無聞也。聞後人餂取之門所以然者。以重發汗。虛故如此。

【卅三】發汗後。臍下悸。欲作奔豚者。心陽大泄。則腎中寒水上攻。茯苓桂枝甘草大棗湯主之。參看第百二十五條。

【卅四】發汗後。腹脹滿者。陽泄中寒。陰凝不運。厚朴生薑甘草半夏人參湯主之。

【卅五】病人脉數。數爲熱。當消穀引食。內熱則脾胃健運。故能消穀。然大熱而膜脹結寔。則又不能食。不可不知。食反吐者。胃寒也。然熱甚格拒亦吐。但熱格者隨食隨吐。寒者食後

乃吐耳此以發汗令陽氣微膈氣虛脉乃數也內寒逼熱于外陽浮而動故數數爲客熱寒在內爲主熱在外爲客不能消穀以胃中虛冷故也

〔三十六〕傷寒脉浮自汗出表邪小便數即清利意其無裏熱可知心煩陰逼陽浮故煩微惡寒脚攣急下寒筋脉收引反與桂枝湯欲攻其表此誤也得之便厥陽隨汗泄故手足冷咽中乾汗出津液虛也煩躁虛陽上浮吐逆者陰邪上逆作甘草乾薑湯與之以復其陽若厥愈足溫者更作芍藥甘草湯與之其脚即伸用芍藥甘草湯喻云慮前湯辛熱傷陰足攣轉錮故用此以和陰愚謂足攣以寒用熱正當何至即便燥血程云非爲復陰起見乃繼乾薑甘草湯而引陽氣入陰也亦屬強解當闕疑若胃氣不和譫語者少與調胃承氣湯

汗出小便數胃乾故便結虛陽上浮故讝語雖非實熱症而在用熱劑回陽之後則亦不妨少與承氣也若重發汗復加燒針者用桂枝已誤何堪更誤陽亡益甚矣四逆湯主之

問曰證象陽旦此設問荅以伸上義陽旦成註謂是桂枝別名喻云非也仲景有陽旦陰旦二桂湯陽旦者如天日晴煖及春夏溫熱之謂陰旦者風雨晦冥及秋冬寒涼之謂只一桂枝湯遇時令寒涼則增桂名陰旦湯遇時令溫熱則加黃芩名陽旦湯後世失傳因謂桂枝不宜于春夏皆不知此義耳按活人書有陽旦湯喻氏之說似可從按法治之喻云即桂枝加黃芩也而增劇厥逆咽中乾兩脛拘急而讝語脛急原症也其餘增症也總敘以起下文非謂脛急爲誤治增劇也師言夜半手足當溫兩脚當伸後如師言何以知之荅曰寸口脈浮而大浮則爲風條首言傷寒脈浮此言浮則爲風可見風寒原可通言矣大則爲虛風則生微熱虛則兩脛攣陽虛不溫下病部故收引也

症象桂枝。此句明誤用桂枝之故。因加附子參其間。增桂令汗出。附子溫經。亡陽故也。喻云。桂枝增桂。名陰旦湯。蓋前用陽旦而誤。故用陰旦救之。而且加附子。所以挽黃芩之失也。愚按前文既云不可攻表。何故又令汗出。豈有附子可恃。不畏重亡其陽乎。且前言作甘草乾薑湯。未嘗言作陰旦加附子也。竊意因加當作應加。言此症雖象桂枝。但裏寒不可徒攻其表。宜加附桂以溫中。庶汗出而陽不亡耳。厥逆咽乾。煩躁。陽明內結。讝語。此六字應移在下文爾乃脛伸句下。趁筆總敘于此耳。煩亂。更飲甘草乾薑湯。大意謂本應用桂枝加附桂。而反用陽旦。故見厥逆咽乾煩躁。則當飲甘草乾薑湯以回其陽也。夜半陽氣還。兩足當熱。脛尚微拘急。重與芍藥甘草湯。爾乃脛伸。以承氣湯微溏。則止其讝語。故知病可愈。

此數條皆汗之或過或誤而不當者也。致變不一而詳於亡陽者。蓋人但知辛熱之汗劑能亡液。而不知其能亡陽也。故詳舉以示戒耳。○不當汗而汗。致變如是。則遇不可汗之人。當急其裏而後其表矣。詳如左。

卅七　病發熱頭痛。脉反沉。太陽應浮而反沉者。由內陽虛寒。不能外托。故沉而不鼓也。或疑發熱既為陽鬱。則其人有火可知。何故又內寒。曰內雖寒。而肌表之陽固在。所以能發熱也。若併表陽俱無則當為直中矣。○原文脉反沉下。有若不差三字。無謂。故刪之。身體疼痛。當溫其裏。宜四逆湯。此當與少陰篇第三十九條參看。

卅八　傷寒二三日。心中悸而煩者。由其人陰虛而陽動欲越。故心跳動而虛煩不安。太抵先煩後悸是熱。先悸後煩是寒。小建中湯主之。即桂枝湯倍芍藥加飴糖也。邪在太

陽宜表但恐陰虛陽越故加飴糖以補脾陰而倍芍藥以收之嘔家不可與建中湯以甜故也即酒客不可與桂枝之意

(卌九)傷寒脉結代心動悸者心主血液血液素虛之人心爲熱乘則動悸而脉不能接續炙甘草湯主之與上用建中同而此之心動悸而加以脉結代則血虛極矣故于滋陰清熱品中加人參陽生陰長之義也脉按之來緩而時一止復來者名曰結邪氣結滯○詳辨脉又脉來動而中止血虛氣欲越故動血氣俱虛不能接續故中止更來小數止而更來加以小數則動而欲越益甚中有還者即中止更來也反動即加數也然恐無此重疊文法且反字亦無謂疑有錯誤名曰結陰也陽根于陰陽動欲越由陰虛無依其結實由陰虛來故曰結陰脉來動而中止不能自還止而即來曰還止而久不來曰不能自還因而復動久之又動也若竟不動則爲脉絶不名代矣名曰代陰

也。結者但結滯耳。隨卽復還。言還其本來面目也。此久而後動。有如前之脉已失。而今此之動者。若别有更替者然。故名曰代也。得此脉者爲難治。

此三條。論裏虛者當急顧其裏。而不可用汗劑發表可知。則麻桂雖太陽主方。而用之正不可輕易矣。故卽壯實之人。一汗再汗。亦自無妨者。苟邪稍衰。便從緩解。無非防其太過。有傷正氣耳。詳于左。

〔一百四十〕傷寒發汗解。半日許。復煩。煩爲欲解之候。詳第一百四十二條。此解非盡解。得汗而略可耳。至此則熱欲盡出。而鬱勃于肌表間。故煩躁而不寧。脉浮數者。數而見浮。得動而向外可知。可更發汗。宜桂枝湯。則不宜麻黃之大發可知。

〔一百四十一〕服桂枝湯。大汗出。宜解矣。脉洪大者。則邪猶在也。此卽上條解而復煩脉浮數之變文。問大汗而不解何故。曰發之太猛則藥力直透于皮毛之表而膚腠間之邪未盡出。正如雨之細而徐者能入土。大而驟者反不透也。與桂枝湯如前法。若形如瘧日再發者。汗出必解。此與脉洪大對講。言若服桂枝後脉不洪大而但寒熱如瘧也。蓋得大汗後雖風寒未散鬱熱未泄。然其邪已衰。故不如從前之惡寒發熱日夜無歇。而惟一日再發也。○寒熱兩衰惟視其勝負為進退。寒勝則熱退入裏而寒。熱勝則熱出在表而熱。故如瘧也。宜桂枝二麻黄一湯。主餘邪無幾。故用輕劑。

〔二四〕太陽病得之八九日。如瘧狀。發熱惡寒。一日二三度發。即上條症。邪衰故或作或止。與少陽之往來寒熱不同。○此句舊在欲自可下。今移此。熱多寒少。則風寒欲散。熱欲外解矣。其人不嘔。清便欲自可。熱不入裏可知。脉微緩者。微為正虛。緩為邪退。脉不數大。將解。故和緩也。為欲愈也。脉微而惡寒者。寒則多熱少可知是爲陽微不能托邪。此陰陽俱虛。陰陽卽表裏。不可更發汗。汗則表陽益虛更下。更吐也。吐下則裏陽益虛宜養陽以勝邪耳。面色反有熱色者。則陽已外達而欲解矣。未欲解也。但爲表邪所鬱故又未得解。以其不能得小汗出。曰小汗則不用大汗可知。身必癢。陽既已出至肌表進退之間騷動故癢。宜桂枝麻黃各半湯。此上方更輕。○此條分四節看首節是現在之證下文乃擬病防變之辭。

此三條見邪未服則再汗邪已衰則小汗示人以不可過也又麻桂皆熱藥以邪在表未入裏故辛熱可用所謂發表不遠熱也若熱及于裏而內外皆熱則宜用大青龍雙解熱全入裏則宜用白虎獨淸其裏矣詳于左。

四三 太陽中風脉浮緊。傷寒脉 發熱惡寒。身疼痛。不汗出。身疼無汗。傷寒症。而煩躁者。大青龍湯主之。成氏謂中風而見傷寒脉症。是風寒兩傷。用桂枝治風則遺寒。麻黃治寒則遺風。故用大青龍兼治之。愚謂脉與症既屬傷寒。將以何者爲傷風之據耶。或謂不汗出與無汗有別。蓋不汗出。是微有汗而不得出。非若傷寒之全無汗也。故知爲傷風。其說牽強。或又謂中風指初感言。脉浮緊以下。指續感言。初時原是中風。脉緩汗出。後又傷寒。而變爲脉緊無汗也。其說可通。然均于理無當。何者。麻桂二方。均爲發汗之劑。而有輕重不同。桂枝雖不能兼麻黃。而麻黃則可兼桂枝。重可該輕也。謂用桂枝遺寒是矣。謂用麻黃遺風。有是理乎。成氏意以大青龍爲麻桂合劑。故有此說。不知桂枝甘草二味。麻桂二方所同。其異者。、加芍藥甘草爲輕劑。一加麻黃杏仁爲重劑耳。大青龍全用麻黃湯中藥味。麻黃且加一倍。雖于桂枝湯採用薑棗而芍藥則又刪去。是其發散之力。比麻黃湯尤重可知。輕則非重。重則非輕。而曰輕重並用可乎。大抵此本傷寒症。而冠以中風者。或傳寫之誤。或仲景以風寒雖有微甚之分。要皆陰邪，可分說，亦可互言，原未嘗板泥，均未可定。脉症既屬傷寒，仍當用麻黄，因多煩躁一症，知其寒邪深錮，鬱熱特甚，已及于裏，非猛發不可，并清解不能，故倍麻黄而加石膏，表裏雙解耳。生薑亦助發散，取生薑則不取芍藥，而去芍藥則又慮發散太過，中氣易虛，故又取大棗，立方之意如此。○煩躁二字，有以微甚分者，躁甚于煩也；有以內外分者，心煩而體躁擾也。舊謂風爲陽邪，煩屬之；寒爲陰邪，躁屬之。不知冬月無風且寒，況有風乎？總屬寒厲，何陰陽之可分也。若脉微弱，汗出惡風者，不可服。服之則厥逆，筋惕惕惕然而跳也。肉瞤，瞤瞤然而動也。本有汗而復大發其汗，汗多則亡陽，故手足厥冷，津液枯少，不能榮養筋肉，故惕瞤。大青龍湯主之。句誤，喻氏謂當用眞武湯。

形作傷寒，外症具矣。其脉不弦緊而弱，弱即柔緩之謂，與上條浮緊異，即浮緩也。內經以緩爲熱脉，熱則筋脉遲緩也，然必帶數。金鑑謂三弱字皆當作數，亦是。弱者必渴，熱入裏矣。被火者必譫語，內熱益甚。弱者發熱脉浮，解之當汗出愈。

雖不言大青龍，而亦應表裏雙解可知。

〔四五〕太陽病，發熱惡寒，熱多寒少，則熱必內及矣。脈微弱者，此無陽也。喻言仲景每言無陽，蓋即亡津液之謂。按津液被熱耗，故脈微弱也。不可更汗。言不可用麻桂單表之劑，以重竭其液也。按此三句，必錯簡，應刪。宜桂枝二越婢一湯。亦大青龍雙解之法。

此三條，熱及于裏，而用大青龍輩雙解表裏之法。

〔四六〕傷寒腹滿讝語，寸口脈浮而緊，表脈何以見腹滿讝語之內証。此肝乘脾也。由肝火自盛于內，則脾胃滿結而讝語。名曰縱。木剋土，其事順而直，故曰縱。刺期門。肝之募也，以瀉肝熱。○按此條可用桂枝加大黃湯。

〔四七〕傷寒發熱，嗇嗇惡寒，大渴欲飲水，其腹必滿，此肝乘肺也。肝火乘肺，肺氣不布，津液不生。名曰橫。木侮金，其事逆，故名曰橫。刺期門。自汗出。自汗三句，舊在此肝上，今移此。小便利，其病欲解。按此條可用小青龍十棗等湯。又按此條火乘肺金，卽不兼外感，亦有發熱惡寒者。蓋肺主皮毛，肺熱則皮毛亦熱，火欲外達，不欲寒遏，故亦灑淅惡寒也。

此二條，亦外証而兼內熱者。上旣示以雙解之法，此幷示以刺法也。

〔四八〕服桂枝湯，大汗出後，大煩渴不解。津液外泄，故內躁涸。脈洪大者，白虎人參湯主之。清熱生津。

〔四九〕傷寒脈浮滑，此表有熱，此內熱所逹。裏有熱。原文裏有寒，今從金鑑改。

正 白虎湯主之。程云，觀厥陰篇脈滑而厥者，裏有熱也。白虎湯主之，可見裏有寒當作裏有熱。

爲是。○浮，熱在經，表也。滑，熱在腑裏也。

〔十五〕傷寒脉浮，發熱，無汗，表不解者，不可與白虎湯。渴欲飲水，無表證者，白虎加人參湯主之。○明白虎湯非表劑，加參以生津也。

〔一五〕傷寒無大熱，外無大熱，熱歸裏矣。口燥渴，心煩，胃熱可知。背微惡寒者，似乎表邪未罷，然背爲至陰之地，汗出腠疎，故微惡寒，不當牽泥。白虎加人參湯主之。

〔二五〕傷寒病，若吐若下後，句上當有若汗字。七八日不解，似表尚在。熱結在裏，表裏俱熱，不知乃裏熱外蒸，而表裏俱熱耳。時時惡風，白虎症必汗多，表疎故惡風。大渴，舌上乾燥而煩，欲飲水數升者，白虎加人參湯主之。按表在不可用白虎者，恐熱未入裏，而徒寒其中，不能托邪，卽熱已入裏，而白虎止能內清不能外解也然雖不能外解而內熱亦藉之而清與吐下之反引熱內入者不同故裏熱盛而表尚未淨盡者亦無妨用之但須略加表藥耳若夫表熱非由外邪而由內蒸則正當用此以搗其巢穴裏熱既散表熱自無所戀隨當化汗以出耳○若表熱盛而裏熱微則當用青龍

此五條熱全入裏而用白虎獨清其內之法熱全入裏應隸陽明此叔和混入已詳篇首今亦仍之者以仲景原是六經互發言表必兼裏言裏必兼表彼此互見無害于理也

〔五三〕傷寒胸中有熱胃中有邪氣寒邪腹中痛寒故痛欲嘔吐者熱故嘔黃連湯主之

此亦熱全入裏不兼表者但其人平素胃中虛寒上焦陽分雖鬱熱而中焦之寒不改陰陽不交故用此

湯而不用白虎也○已上或發表以治其外或清裏以治其內或雙解以治其內外皆所以除熱也熱邪本無形之氣若鬱結不散則爲有形之病故有畜水衄血畜血等症蓋衛分之熱鬱而成水不汗則畜營分之熱鬱而動血不衄則畜也詳于左

〔四五〕中風發熱六七日不解而煩邪入膀胱水畜不行下不通則上不暢故煩悶有表裏証表指太陽經裏指膀胱腑渴欲飲水水畜則氣化不行不能生津故渴詳醫碥水入則吐者名曰水逆裏水方畜故拒外水也五苓散主之按利寒水用五苓利熱濕應用四苓緣表邪未解不可去桂然桂當用枝乃是○涇去則腑熱自泄○此條不言小便不利者省文也

〔五五〕若脉浮。表未解。小便不利。微熱。熱入裏。故外熱不甚。消渴者。與五苓散主之。上條渴不能飲。水盛也。此條消渴。熱盛也。然多飲而小便不利。豈能盡消。故五苓亦必用矣。

〔五六〕發汗已。脉浮數。煩渴者。五苓散主之。不言小便不利。省文也。下條同。

〔五七〕傷寒汗出而渴者。五苓散主之。渴爲陽水。熱上浮也。不渴者。茯苓甘草湯主之。不渴爲陰水。○以上四條相互。當參覩之。皆表未解而傳膀胱者。故桂枝必用。

〔五八〕太陽病。發汗後。大汗出。胃中乾。煩躁不得眠。欲得飲水者。汗多亡液之故。此表解而內燥也。少少與之。令胃氣和則愈。此因上文渴欲飲水。故立此法。與五苓無涉。

（五九）太陽病，小便利者，以飲水多，必心下悸。便利則飲水雖多，止逼心火而悸。然徐徐滲泄，自無水畜之患。小便少者，必苦裏急也。水畜故急。

（十六）病在陽，應以汗解之，反以冷水噀之，若灌之，其熱被劫，熱欲外解，爲水寒所遏抑也。不得去，不得外出。彌更益煩，熱入故煩。肉上粟起。汗孔爲水寒所閉，氣不得泄而怒，故肉上起粒如粟。意欲飲水，似渴。反不渴者，欲飲不飲，實非渴也。由水氣客于皮毛，傳入于肺，結爲痰飲，阻其氣化，津液不生，故渴。渴而水飲在胸，必拒外水。上焦尚潤，故似渴而反不渴，欲飲而反不飲也。服文蛤散。文蛤鹹寒，可清熱解煩。若不差者，是水氣由太陽經入膀胱腑也。與五苓散。以導內畜之水，兼散表寒也。蓋文蛤不過先治其彌甚之煩熱，而無解表之能，又無導水之力，故必用五苓乃差耳。寒實結胸，若水不下畜而上停，被熱熬成痰飲，結于胸間，竟成有形之實邪，所謂實結也。謂之寒者，以水性本寒，故名之耳，非眞寒也。無熱証外無熱也。熱盡入內矣。與三物小陷胸湯。以泄熱散結。白散亦可服。結熱甚則用小陷胸湯。熱微而結飲多。則用此之辛溫以開結而下水。

一六 太陽中風。下利嘔逆。表邪鬱住裏水。上乘則嘔。下注則利。表解者。乃可攻之。恐邪內陷。其人漐漐汗出。頭痛。頭痛舊在有時下。今移此。發作有時。此是水氣上攻之痛。故發作有時。不若表邪之痛無休息。心下痞硬滿。引脇下痛。乾嘔。水逼熱浮。所嘔者熱而不及水。短氣。水邪壅氣上喘。○短氣寔非喘。而論每以喘爲短氣。蓋二者相似。故借名之耳。汗出不惡寒者。汗出猶未定爲表解。以水氣外蒸。亦有汗也。不惡寒。則眞解矣。此表裏未和也。十棗湯主之。

二六 傷寒表不解。心下有水氣。不解則裏氣鬱蒸成水。故傷寒常有水症。不必由飲水也。乾嘔發熱。表未解。而咳。水乘肺也。或渴。水停則氣不化。津不生。故渴。或利下滲也。或噎呃逆也，水閉其氣，閉久一通，上冲有聲。或小便不利，腹滿或喘。

小青龍湯主之

六三 傷寒心下有水氣，咳而微喘，發熱不渴，上條言渴，此言不渴，互文也，故上條有或字。服湯已，小青龍湯。渴者，此寒表邪去欲解也。上條表未解之渴，停水使然，此已解而渴，汗出津乾也。小青龍湯主之。句當在服湯已句上。

六四 傷寒脈浮緩，身不疼，但重，乍有輕時，無少陰症者，大青龍湯發之。程郊倩作小青龍，甚是。○大青龍症，乃表邪兼內熱，顧陰症亦有煩躁；小青龍症，乃表邪兼內水，顧少陰亦有水邪，均宜細辨。此與少陰異者，脉之浮沉固別，而此則但身重而不至如少陰之欲寐，且乍有輕時，不若少陰之沉重疼痛也。夫少陰水邪，法在溫經鎮水，故用真武，詳少陰第二十一條。此之水氣，法在散邪滌飲，故用小青龍湯。曰發之者，以小青龍之異于真武，以多發之之一法耳。又按此陰水故用熱劑與膀胱內熱畜水不同彼陽水故用五苓亦有辨○此條舊次四十三條之後解者謂此爲脉症俱屬傷風而繫以傷寒者亦風寒兼中也故均用大青龍其誤已詳註彼條且症輕而用大青龍不煩躁而用石膏何也

〔五六〕傷寒八九日風濕相搏身體煩疼不能自轉側寒濕凝滯也此症不言身熱頭疼由溼盛陽微不能發熱溼爲地氣止流注軀肌中而不能上犯高巔也不嘔不渴上無邪內無熱也脉浮在表故浮虛陽微故虛而濇者溼滯故濇與桂枝附子湯溼在表故君桂枝引之使外出若其人大便硬是寒凝非熱結小便自利溼盛則小便多小便多則溼欲從尿泄矣去桂枝加白朮湯主之溼欲從尿泄則不應用桂枝外引以阻其下行之勢故去之加白朮者恐脾虛不能行水也便硬且然溏可知矣

〔六六〕風溼相搏骨節煩疼掣痛不得屈伸近之則痛劇汗出溼氣外蒸短氣氣滯而壅故喘小便不利溼方外蒸故不下泄惡風不欲去

衣。欲溫覆使溼氣得外達也。或身微腫。浮腫則溼外現可知。甘草附子湯主之。

〔六七〕傷寒發汗已。外已解身目爲黃。所以然者。以寒溼在裏不解故也。熱蒸溼成黃。汗後熱雖解。而裏溼未盡泄。故隨汗達其色於外。○裏指肌肉之裏。非臟腑。下條同。以爲不可下也。於寒溼中求之。

〔六八〕傷寒七八日。身黃如橘子色。鮮明潤澤也。溼熱之色異於寒溼之淡黃。及乾黃之晦暗。乾黃詳醫碥黃疸門。小便不利。熱挾溼上行。腹微滿。便不利故滿。茵陳蒿湯主之。二便分利。

〔六九〕傷寒身黃發熱。上條用麻黃翹豆。是外熱蒸溼。此則溼復生熱。故黃後又發熱。熱由內蒸。故用寒劑。不加表藥。梔子蘗皮湯主之。金鑑云。此方之甘草。當是茵蔯蒿。

此十六條論水溼之証治。

(十七)太陽病，脉浮緊，發熱，身無汗，自衄者愈。不得汗則熱不外泄，而動其經，血上出於鼻，血出則經熱亦泄，故愈。蓋邪不從衛解，則從營解耳。俗所謂紅汗也。

(一七)太陽病，脉浮緊，無汗，發熱，身疼痛，八九日不解，表症仍在，此當發其汗，麻黃湯主之。此句本在條末，今移此。服藥已微除，藥不勝病。其人發煩，熱目瞑，經熱上攻於目，陰澁不開。劇者必衄，衄乃解。所以然者，陽氣重故也。猶言熱甚。

(二七)傷寒脉浮緊，不發汗，因致衄者，麻黃湯主之。衄似不必汗，不知熱氣雖盛，已從衄泄，且熱止在經，不在裏，自不妨用熱劑，而熱從衄泄，熱不盡，衄不止，與其衄解，不若汗解，故用麻黃發汗，汗出表解，則衄亦自止。蓋上條之衄，必已成流，熱盡，故可不藥。此條之衄，必未通暢，若不汗解，必至大衄，損傷定多耳。然須審熱之多少，寒多熱少者可用，以表邪深錮，非麻黃不解也。若熱多寒少，當用辛涼解散爲是。○百三十四條用桂枝。當叅看。

此三條論衄血症治。

（七三）太陽病不解。熱結膀胱。經熱入腑其人如狂。下不通則上干。必煩不寧。然曰如狂。則非眞狂。血自下。膀胱經多血。熱入逼動故下。下者愈。血下而熱亦泄。其外不解者。尚未可攻。恐熱乘虛。內陷益甚。當先解外。外解已。但少腹急結者。乃可攻之。宜桃核承氣湯。表雖已解而經不無遺邪。故用桂枝引諸藥達於經中。使經腑之邪俱去。○按血乃膀胱經中之血。畜於膀胱之外。小腹之中者。非畜於膀胱之中也。故利之從大便出。

（七四）太陽病六七日。表症仍在。脉微而沉。何故微耶。恐微字衍。○不見少陰症。故不屬麻黃附子細辛湯反不結胸。不在上焦其人發狂。甚於如狂矣。以熱在下焦。少腹當硬滿。小便自利者。則熱不在膀胱氣分而在血分可知。又血不在膀胱之內。而在小腹可知。下血乃愈。所以然者。以太陽隨經瘀熱在裏故也。宜下之。以抵當湯。熱結於胸。則用陷胸以滌飲。熱結少腹。則用此湯以逐血。

〔七五〕太陽病。身黃。畜溼畜血。均有發黃。脉沉結。少腹硬。小便不利者。爲無血也。是畜尿。非畜血。茵蔯五苓可用。小便自利。其人如狂者。血症諦也。抵當湯主之。

〔七六〕傷寒有熱。小腹滿。應小便不利。今反利者。爲有血也。當下之。不可餘藥。宜抵當丸。變湯爲丸。煮而連滓服之者。因劑小力薄。故搗羅使味易出。兵少貴精之義也。○按熱入膀胱。有畜尿畜血之分。而畜血又有在膀胱內。及在膀胱外之別。在膀胱

外者乃在小腹中也不碍水道故小便利論所言者是也若在膀胱中則必溺血矣八正散導赤散皆可用

此四條論畜血之症治○熱入而結於濁陰之分則爲畜血畜水結於淸陽之分則爲結胸詳於左

（七七）太陽病脉浮而動數浮則爲風數則爲熱動則爲痛卽弦緊體痛之意不曰緊而曰動以其弦急不靜有傳內之意也數則爲虛數從浮見內未實也非虛弱之虛着此句見不當下頭痛發熱微盜汗出盜汗詳陽明篇第七條而反惡寒者表未解也盜汗爲熱入陽明當惡熱今反惡寒者以微盜汗則尚未入裏太陽之表猶未解也醫反下之動數變遲下之則陰虛裏氣作衰故脉亦弛解膈內拒痛表熱乘虛內陷裏氣相拒故痛胃中空虛伸變遲句客氣動膈伸拒痛句短氣熱上壅而喘煩躁心中懊憹陽氣內陷心下因硬陽本親上故上結

則爲結胸。大陷胸湯主之。以下其結與承氣異者彼下腸胃之邪。此蕩除于高位也。若不結胸。但頭汗出。餘無汗。劑頸而還。溼熱上蒸爲汗。但止頭。有則不得外泄。小便不利。又不下泄。身必發黃也。茵陳湯或茵陳五苓散。

〔七八〕太陽病。二三日。不能臥。但欲起。邪結於胸。熱上壅也。二三日尚在表。何以有此。心下必結。知心下邪結矣。若脈實大爲熱結。則可下。脈微弱者。此本有寒分也。今微而且弱。是胃本有寒。寒痰爲表邪所欝而結聚。不當下矣。反下之。若利止。必作結胸。利止則邪不下行。而內陷之熱與津液搏結於胸間。未止者。則邪雖下行。胸不結。但內陷之熱。必愈深。四日復下之。通因通用。使熱盡從下泄也。所以待至四日者。欲表熱盡入。乃一掃而空之耳。此作協熱利也。中上利字。言由外症未除而下之。引熱內陷也。

〔七九〕病發於陽。發陽發陰見第二條。彼條發陰主直中言。此條但言內氣素寒耳。未至於直中也。

而反下之．熱入．因作結胸．病發於陰．表雖熱而內寒而反下之．因作痞．不言熱入者．節有外熱陷入．而成痞實．由中寒．若中不寒．則爲結胸矣．以中寒爲主．故不言熱入也．所以成結胸者．以下之太早故也．按結胸亦有不由誤下者．可勿泥．○不言痞由下之太早者．以陰寒之人．原不當下．不以遲早論也．

〔十八〕結胸者．項亦強．如柔痙狀．胸邪盛實．故項勢常昂．柔痙詳痙濕暍篇下之則和．宜大陷胸丸．邪結于胸．而上及頸項．勢甚矣．恐湯過而不留．故煮而連滓服之．且加蜜以戀于上．與抵當丸意同．

〔一八〕太陽病．重發汗．而復下之．津液涸矣．不大便五六日．舌上燥而渴．日晡時申所．小有潮熱．此陽明症．詳陽明篇．從心上至少腹硬滿而痛．不可近者．大陷胸湯主之．此陽明內實而兼結胸．若用承氣則遺高分之邪，故主此湯。

〔八二〕結胸症，其脉浮大者，脉未沉實不可下，須先解表下之則死，邪又內陷，結而復結，故主死也。

〔八三〕結胸症具，煩躁者亦死。津液枯竭，邪已攻心。

〔八四〕傷寒六七日，結胸熱實，脉沉緊，熱入裏，故沉緊，實而有力之謂，然必兼數。心下痛，按之石硬者，大陷胸湯主之。

〔八五〕小結胸病，正在心下，即胸膈間部位，與大結胸無異。按之則痛者，所異，按乃痛，不若大結胸之不按亦痛，手不可近。脉浮滑者，浮則熱未盡入，結而未實，滑又異於大結胸之緊，不過熱與痰飲畧結耳。小陷胸湯主之。脉帶浮，不言先表散者，以上條有浮大不可下之文，已見大意也。

〔八六〕傷寒十餘日熱結在裏（大便燥結）復往來寒熱者（是少陽表症尚）在也可與大柴胡湯（表裏雙解）但結胸無大熱者（熱已入裏故外無大熱則亦無往來之寒可知）此爲水結在胸脅也（水津液也熱蒸成痰飲而結非結胸外另有水結胸）但頭微汗出者（水氣上蒸）大陷胸湯主之（此與上第八十一條應入陽明少陽篇繫于此者以類相從且見此二經亦有結胸症耳○按少陽原有胸脅滿症未便可指爲結胸須細辨）

〔八七〕傷寒六七日發熱微惡寒肢節煩疼（太陽症）微嘔心下支結（少陽症支結者結于心下偏旁當脅處也準繩云支撐而結）外症未去者柴胡桂枝湯主之（以外症爲重故以柴桂表散外解而結亦開緣此結爲表邪所鬱裏氣不行之結非表熱陷入之結也○觀此則結胸不但有大小之分又有偏正之別）

〔八八〕問曰病有結胸有臟結其狀如何曰按之痛寸脈浮

熱氣上浮關脉沉，曰結胸。關位配胸，熱內結故沉。何謂藏結？曰：如結胸狀，陰邪痞塞，故亦如之。飲食如故，胸無邪阻也，則按之不痛可知。時時下利，陰寒甚也。寸脉浮，虛陽上浮。關脉沉，中寒則陰盛陽微也，此則脉不鼓，緊細小，異于結胸之盛大。名曰臟結。陰寒凝結痞塞，不運是為死陰。舌上白胎滑，必澀潤而冷。者難治。舌為心苗，有白胎則寒水之氣透入心陽矣。胎由津液凝漬所成，故滑而不燥。金鑑云：此句當在曰結胸句下，以結胸熱症見此為相反，故難治；臟結見此為順，不妨也。然非仲景意。○臟結仲景無治法，或云當灸關元。

（八九）病脇下素有痞，連在臍旁，此明臟結有痞塞于心上而如結胸者，亦有痞塞于脇下而連臍旁者。痛引少腹，入陰筋者，此名臟結，死。小腹陰筋，肝腎所主，寒則收引，先天真陽敗絕，故死。

（九十）臟結無陽症，無表症也。不往來寒熱，無半表半裏症。其人反靜，併無

裏症

舌上胎滑者，不可攻也。

金鑑云當溫之○成氏謂臟結亦誤下所致蓋以傷寒本熱症非誤下不應有寒症也或疑仲景所言安知非雜病之臟結而泥定傷寒耶曰仲景此書專論傷寒非論雜病也觀痓溼暍篇云三者應別論則知六經篇中所言皆論傷寒矣故酒客衂家汗家淋家等條言不可用桂枝發汗者皆指諸色人病傷寒而言脉者以為泛論雜病不知此等人若非病傷寒自無發汗之理何用辨其可不可哉臟結若係雜症其病源固非由傷寒而得郎便全似結胸亦不用辨而知其迴別矣且此條其人反靜句明明是說傷寒何則傷寒外無太陽少陽症者邪多內陷熱陷于內則必煩躁而不靜今其人反靜蓋以傷寒之常証例之而不然故曰反也若雜症原無內陷之說何用下此反字乎前人未經括出故特明之○臟結原無可攻之症不可攻也四字似贅仲景所以言此者蓋因臟結結胸同屬傷寒誤下恐人誤認為結胸而攻之故言之耳若臟結果屬雜症不由傷寒而得自無誤作攻下之議不可攻也四字得毋贅乎于此愈知臟結之屬傷寒非言雜症矣

此各條論結胸之症治因併及相似而實相反之臓結也〇結胸者熱入而結實于胸間硬而且痛者也若不結實而惟痞塞心間是為痞此則不硬不痛即或硬亦不痛也然有純熱之痞有下寒上熱之痞有純寒之痞以類相從總次于左亦如結胸之併及臓結耳

（一九）傷寒大下後復發汗心下痞大下裏虛熱入作痞入而未盡表未解故復發汗惡寒者表未解也汗後惡寒多是表虛今云未解必表熱仍在惡寒仍屬表邪也須細辨不可攻痞當先解表表解乃可攻痞解表宜桂枝湯攻痞宜大黃黃連瀉心湯陽明當下實症倘有許多顧忌何況太陽虛痞斷無用大

黃之理。大黃當是黃芩
之訛。觀下各條可見
〔九二〕脈浮而緊。而復下之。句上當有汗字。互上條也。緊反入裏。變爲沉緊。緊爲
表邪未解。熱內陷。表寒亦陷。故沉。則作痞。按之自濡。但氣痞耳。沉緊與結胸脈
同。故按其胸以察之。氣無形故軟。而不若結胸之堅。硬。金鑑謂當用甘草瀉心湯以治寒熱並陷之邪也。心
下痞。按之濡。其脈關上浮者。關上卽關正當心下部位。此未經下。故脈仍浮。浮熱
氣也。大黃亦當作黃芩。黃連瀉心湯主之。心下痞。而復惡寒汗
出者。附子瀉心湯主之。附子治表寒。芩連清內虛熱。大黃疑誤。
〔九三〕傷寒五六日。嘔而發熱者。柴胡湯症具。而以他藥下
之。柴胡症仍在者。復與柴胡湯。此雖下之。不爲逆。必蒸
蒸而振。却發熱汗出而解。若心下滿而硬痛者。此爲結

胸大陷胸湯主之但滿而不痛者此爲痞柴胡不中與宜半夏瀉心湯[兼用辛熱以下焦寒也由下之故虛寒此條應入少陽以類相從故繫此○于此見少陽亦有結胸及痞症]

（四九）傷寒中風醫反下之其人下利日數十行穀不化腹中雷鳴心下痞硬而滿乾嘔心煩不得安[表熱陷入爲下焦陰寒所拒而阻逆于上]醫見心下痞謂病不盡復下之其痞益甚此非熱結[非結胸之熱實]但以胃中虛客氣[內陷之熱氣]上逆故使硬也[痞症之硬亦不甚須知胃虛則陷入之熱不運痰飲停結故硬滿嘔逆]甘草瀉心湯主之[此症陽上陰下不交成痞故用熱品以制下寒用寒品以清上熱喻云此卽生薑瀉心湯以誤下又誤中寒實甚人參力柔生薑味薄故倍乾薑以易之愚謂當用生薑瀉心湯爲是詳下條]

〔九五〕傷寒汗出解之後，胃中不和，心下痞硬，乾噫食臭，噯餿也。飲食停滯。脇下有水氣，腹中雷鳴，下利者，生薑瀉心湯主之。此胃寒不能消行水穀而痞也。然亦必寒熱夾雜，觀此湯寒熱並用可見。按此症當用甘草瀉心湯爲是。此條未經誤下，比上條証輕，何得反用重劑？上條誤下胃虛，非人參何以補中？未經汗散，非生薑何以透表？以下之細詳之。

〔九六〕本以下之，故心下痞，與瀉心湯，痞不解，其人渴而口燥煩，小便不利者，五苓散主之。雖因誤下致痞，亦由小便不利，水畜痞無去路。利之則水從下出，熱亦泄散矣。○痞結病在上中，亦有兼及下焦者，觀結胸有連少腹者可見。

〔九七〕傷寒發熱汗出不解，心下痞硬，嘔吐而下利者，大柴胡湯主之。中痞則上下不交，故吐利。○成註：吐利而心腹軟爲虛，硬爲實。不用瀉心而用此者，以有

表症也○或疑下利不當用大柴胡不知此爲通因通用之法以汗出液燥胃有燥矢也

九八　太陽病外症未除而數下之遂協熱而利協合也表則熱裏則利利與熱合作也非熱而利之謂故可用熱劑人利下不止心下痞硬外雖熱而中實寒故陰凝而痞表裏不解者桂枝人參湯主之即理中湯加桂枝○當與七十八條參看見協熱利有寒熱二種

九九　傷寒服湯藥即下藥下利不止心下痞硬服瀉心湯已復以他藥下之下利不止必無復用大黃之理可知瀉心湯內必無大黃因無大黃疑爲結糞不去故復下之耳不然何敢復下於此益信瀉心之無大黃利不止痞雖去而利不止醫以理中與之利益甚理中者理中焦此利在下焦久利則關閘大開下焦失守不但中焦受困也赤石脂禹餘糧湯主之復利不止者當

利其小便。此當有溼熱未盡，不然，服理中即不效，何至反甚，且久利亡液，又不當利其小便也。

〔一百一〕傷寒發汗，若吐若下，解後心下痞硬，噫氣不除者，外邪雖去，而胃氣虧損，停飲不運而上逆，然所噫者虛氣，與噯出食臭者不同。旋覆代赭石湯主之。以鎮逆滌飲，補中養正也。

〔一百二〕太陽病，醫發汗，遂發熱惡寒。發熱當作汗出，汗出惡寒，表陽因汗而虛也。因復下之，心下痞，裏亦虛矣。表裏俱虛，陰陽猶云表裏。氣俱竭，無陽則陰獨。表裏之陽氣俱虛，止餘一片陰寒。復加燒針，因胸煩，微陽被遏，將欲脫越。面色青黃，脾胃失守，故黃色外露，以虛寒，故見青黃，不見赤黃。膚瞤者，陽脫，體失溫，故肌肉築動。難治。今色微黃，曰微，則未盡露，且無青色之賊。手足溫者，陽已回矣，易愈。

此各條論痞證治其有熱入固不結實亦不痞塞爲邪頗徵逼處上焦其治法詳下文大概宜吐故吐法特詳

百二　傷寒五六日大下之後身熱不去心中結痛者未欲解也（下則引熱入內但表熱仍在則陷入者微不若結胸之身無大熱熱盡入裏也故心中畧覺結滯而痛耳）梔子豉湯主之（香豉主發熱惡寒煩悶乃解表和中之品梔子淸內熱合之可以湧吐上焦之邪凡吐劑俱能發汗故可兼解其表）發汗若下之而煩熱胸中窒塞者梔子豉湯主之（邪陷不爲結胸與痞而僅煩熱窒塞亦微邪耳）發汗吐下後虛煩（正虛而邪實故煩）不得眠若劇者必反覆顛倒（臥起不安）心中懊憹者（懊憹心中鬱鬱然不舒憒憒然無奈欲吐不吐煩擾不寧也）梔子豉湯主之若

少氣者梔子甘草豉湯主之若嘔者梔子生薑豉湯主之凡用梔子湯病人舊微溏不可與之慮其性寒泄利氣衰之人服之不能上湧且反下泄故不可○凡欲吐服湯後以指探喉不爾恐或不吐蓋梔子本非吐藥也亦有不探而吐者以邪本上越爲藥所激故吐耳

〔百三〕傷寒下後心煩邪入上焦腹滿中焦亦滯臥起不安者梔子厚朴湯主之厚朴散滿

〔百四〕傷寒醫以丸藥大下之大下則裏虛不必泥丸藥身熱不去微煩者煩而日微則是大下裏氣虛寒浮陽上擾可知梔子乾薑湯主之梔子解熱煩乾薑溫

誤下

〔百五〕太陽病下之微喘者表未解故也表未解而下則引熱入陽性親上初

入猶欲上越，故喘。然所入者少，而在表者多，仍須以治表為主。桂枝加厚朴杏仁湯主之。桂枝解表，杏仁降氣，厚朴散滿。

喘家，謂素病喘，一感風寒即發者。作桂枝湯，加厚朴杏子佳。當與百十一條參看。此熱入胸，彼熱入胃也。

〔百六〕發汗後，不可更行桂枝湯。汗出而喘，無大熱者，外無大熱，可知熱內入乘肺，故喘也。可與麻黃杏仁甘草石膏湯主之。此即麻黃湯去桂枝之辛熱，加石膏之辛涼也。去桂，故麻黃加多。

〔百七〕發汗後，飲水多者必喘。汗後津乾，故飲水，水逼餘熱上浮，故喘；又水乘肺，則氣浮亦喘。以水灌之，亦喘。水寒遏閉，氣不外泄而上越，故喘。

〔百八〕下後，不可更行桂枝湯。若汗出而喘，無大熱者，可與麻黃杏仁甘草石膏湯。此與上條汗下雖殊，而病不異，故治從同。

此各條論上焦虛熱之症治。○已上論症既詳，立法亦備，顧治或失宜，其致變有上文所未盡者，復詳於左。

（百九）太陽病吐之，但太陽病當惡寒，今反不惡寒，不欲近衣，此為吐之內煩也。煩而吐，則能解煩；不煩而吐，反能致煩。緣吐則傷津液，而引熱內入，故煩。陽浮越，故又不欲近衣也。宜竹葉石膏湯。

（百十）太陽病當惡寒發熱，今自汗出，症轉陽明矣。不惡寒發熱，關上脈細數者，吐則氣湧上浮外越，汗出而表解。關主胃，胃液為吐所傷，故細；熱乘虛內入，故數。以醫吐之過也。一二日吐之者，腹中饑，口不能食，胃氣傷，故不納。一二日尚未成鬱熱，但吐傷胃，故不能食。三四日熱已成而內陷矣。蓋一二日熱在太陽，離胃尚遠三四日熱在陽明離胃近近則易入吐之者不喜糜粥欲食冷食吐引內熱浮膈上故欲冷食朝食暮吐脾亦傷而不運以醫吐之所致此爲小逆熱初入胃尚未爲大害

此二條詳吐之失

（百十一）太陽病桂枝症醫反下之利遂不止邪入胃矣脉促者急數也表未解也熱傳陽明經也喘而汗出者汗出陽明外症肌肉爲經府之熱蒸液成汗也下則引熱內入下奔固爲利上越亦作喘葛根黃連黃芩湯主之葛根解肌芩連清內熱

（百十二）太陽病下之後脉促胸滿者下後陽虛不運故胸滿上條之促有力此條之促必無力桂枝去芍藥湯主之若微惡寒者此惡寒不特表未解亦陽虛之表

微也。去芍藥方中加附子湯主之因表未解故用桂枝加減。

百三 傷寒八九日。下之胸滿煩驚熱入與積飲結故滿小熱逼君主故煩而驚。小便不利。讝語。一身盡重。不可轉側者。表邪滯故重又熱傷氣故困之。柴胡加龍骨牡蠣湯主之。柴桂解外大黃泄熱薑半散結滌飲牡蠣軟堅茯苓利便下則中虛故用人參大棗驚則神越故用龍骨鉛丹問重可鎮驚何義曰重者氣下墜藥氣與人氣混合藥氣下行而浮越之氣亦下耳。

百四 太陽病。下之後。其氣上沖者。邪入裏欲上越也與百五條同意。可與桂枝湯。表仍未解也。方用前法。卽如法服也。若不上沖者。不可與之。

百五 服桂枝湯。或下之。仍頭項強痛。翕翕發熱。無汗。表未解也。

心下微滿痛小便不利者心下有水氣也心下滿痛似結胸以小便不利知爲停水

桂枝湯去桂枝加茯苓白朮湯主之脾因下虛故用茯朮健脾行水餘詳

本方

百五太陽病下之其脈促金鑑云當作浮不結胸者爲欲解也下固能引邪入裏亦有裏氣一通而表氣得宣者大約表症多裏症少下則引邪內入裏熱多而表症少者下則內解而外隨散故脈浮脈浮者金鑑云當作促必結胸也脈緊者金鑑云當作細數邪入少陰也必咽痛咽痛少陰症見少陰篇脈弦者邪入少陽必兩脇拘急脈細數者金鑑云當作緊邪尚在太陽也頭痛未止脈沉緊者寒邪入胃必欲嘔胃氣上逆也脈沉滑者協熱利熱入胃逼痰飲下注浮滑者必下血熱在經故浮經血被逼故下金鑑謂當作數滑○悞下致變不一由入經臟虛實不同故所入有異

百七　傷寒醫下之續得下利清穀不止身疼痛者（表未解）急當救裏後身疼痛（後謂後治對上急字言）大便自調者（則裏症緩）急當救表救裏宜四逆湯救表宜桂枝湯

此各條詳下之失

百八　太陽病中風以火劫發汗邪風被火熱血氣流溢失其常度兩陽相薰灼其身發黃（熱蒸血敗其色外見）陽盛則欲衄陰虛（液竭）則小便難陰陽俱虛竭（壯火食氣不但耗水）身體則枯燥但頭汗出劑頸而還（劑齊也頭汗津液已乾故止頭汗）腹滿而喘口乾咽爛或不大便久則譫語甚者至噦（呃逆也胃氣將絕上沖有聲）手足躁擾捻衣摸床（詳陽明篇第一十八條）小便利者其人可治（陰尚未絕肺氣

熱下降也又火屬心心與小腸爲表裏火熱得從小腸下泄也

百九 太陽病二日反躁熱已內入反熨其背而大汗出火熱入胃胃中水竭躁煩必發讝語十餘日陰氣得復振慄自下利者此爲欲解也火邪下奔也叅下第一百四十五條故其汗從腰已下不得汗火邪上攻故下無汗欲小便不得反嘔欲失溲熱欲從小便出而不得出閉極思通情狀如此足下惡風上熱壅閉氣不下通故足冷惡風大便硬小便當數而反不數凡大便硬者恒因小便之數以此例之故曰當數而反不數則氣不下通之故即上文欲小便不得也自故其汗至此皆補詳火邪入胃病証在振慄下利前及多大便承下利說而所以下利之故固由日久陰復邪衰不留亦未始不由小便少得以轉滲腸胃化硬爲軟而得出也已頭卓然而痛其人足心必熱穀氣下流故也從前熱氣壅閉於中不達

於上下今得通泄而達于上則頭痛達於下則足熱也

〔百十九〕太陽病以火薰之火薰古刼汗法即今北方火炕溫覆取汗法也不得汗其人必躁到經二字難解成註六日傳經盡七日再到太陽經也竊意此言不得汗若火邪入裏則躁若火邪止到經則圊血耳不解必圊血名爲火邪

〔百廿〕微數之脉慎不可灸因火爲邪則爲煩逆追虛逐實脉微數爲陰虛熱盛陰本虛加火爲追虛熱本實加火爲逐實血散脉中火氣雖微微少也言卽使所灸不過一二處也內攻有力焦骨傷筋血難復也

〔百廿一〕脉浮熱甚反灸之此爲實實以虛治因火而動故咽燥吐血

〔百廿二〕太陽傷寒者加溫針必驚也熱氣乘心也

【百卅四】脉浮宜以汗解。用火灸之，邪無從出，因火而盛，病從腰以下必重而痺。外邪挾火勢上攻，不下通陰分，故重而痺。必其人平素下部有溼使然。名火逆也。

【百卅五】燒針令其汗，針處被寒，失護而被寒侵，由太陽少陰之經以入腎臟。核起而赤者，針處腫突如核而紅，寒侵入內，逼陽於外，故紅腫。必發奔豚，氣從少腹上冲心者，腎寒上冲，若豕突然。腎水臟，猶水畜，故名。灸其核上各一壯，灸以拔寒，使出，又透火氣內溫。與桂枝加桂湯更加桂。與桂枝者，邪由太陽入，仍令從太陽出也。加桂溫腎膀寒，然當用肉桂。喻云：卽此推之，凡發表誤用寒藥，服後反加壯熱，膚起赤塊，畏寒腹痛，氣逆而喘，或汗時蓋覆不周，被寒所侵，紅腫喘逆，其症同者，用此良驗。○按此必其人平日腎陽虛寒，故邪侵之卽動也。

【百卅六】傷寒脉浮，醫以火迫刧之，亡陽，汗多故也。故以薑桂溫表。必驚狂，起臥不安者。陽自亡。火熱自入心也。龍骨牡蠣鎮心神之浮越。桂枝去芍藥加蜀漆龍骨牡蠣救逆湯主之。心神浮越。痰必上壅。蜀漆牡蠣治其痰。心神浮越。則中氣亦不能守。甘草大棗固中。且以緩上浮之急。

（百七）火逆下之。因燒針煩躁者。桂枝甘草龍骨牡蠣湯主之。以火逼汗。已逆於理。又下之而煩躁者。或歸咎於下。不知其由於火也。故以因燒針三字明之。此止煩躁輕於上條。故藥比上方減少。

此各條。詳火治之失。

（百八）下後復發汗。必振寒。脉微細。所以然者。內外俱虛故也。

（百九）下後復發汗。晝日煩躁不得眠。夜而安靜。下則裏寒。汗則陽越晝則陽浮動故煩躁夜則陽內返故靜然此陽雖虛浮猶能內返若外亡而不能返至夜陰氣盛時必且被逼而竟脫矣不嘔不渴無表症脉沉微身無大熱者乾薑附子湯主之

百卅傷寒若吐若下後心下逆滿氣上衝胸邪內陷而挾素有之寒飲上逆起則頭眩濁陰上干脉沉緊寒飲勝也發汗則動經內腹虛寒而復汗之則併經中陽氣亦動而外泄身為振振搖者表陽虛故振戰茯苓桂枝术甘草湯主之補土去飲在此壯衛和營亦在此不用芍藥慮寒凝也

百卅一傷寒吐下後發汗虛煩脉甚微欲如上條之緊亦不得矣八九日心下痞硬脇下痛不止如上條之心下逆滿氣上衝咽喉不上衝胸眩冒且將厥仆經脉動惕者不止振搖久而成痿日久則偏廢矣此卽上條之症而言其增

重如此金鑑謂入九日至咽喉必錯簡以此症爲血液大傷故成痿存參

（百廿二）發汗若下之病仍不解煩躁者陽欲脫越茯苓四逆湯主之百二十九條有夜而安靜字此無之是晝夜俱煩躁也陰盛格陽矣

（百廿三）太陽病下之而不愈因復發汗以此表裏俱虛其人因致冒昏冒神識不清之意汗下兼行雖不如法而邪亦衰餘熱之未淸者未必便令人冒以虛故致冒也冒家汗出自愈所以然者汗出表和故也得裏未和而後下之致冒之餘邪若是在表之未淸者仍從汗解在裏仍從下解須審得之也

（百廿四）傷寒不大便六七日頭痛內熱上攻有熱者內熱外達與承氣湯其小便利者淸白知不在裏仍在表也則頭痛身熱自是表症而不大便亦非熱結當無所苦可知矣驗小便固是要法當須發汗若頭痛者必衄若當

作若。蓋頭痛之甚也。不然凡頭痛者必衄矣。豈其然乎。宜桂枝湯。

百廿五　太陽病。外症未解者。不可下也。下之爲逆。不但變結胸等症。即三陰壞病亦多由此。欲解外者。桂枝湯主之。

百廿六　太陽病。先發汗不解。而復下之。脉浮者不愈。浮爲在表。而反下之。故令不愈。今脉浮。故知在外。當須解外則愈。宜桂枝湯主之。

百廿七　本發汗而復下之。此爲逆也。若先發汗。治不爲逆。本先下之。而復汗之。此爲逆也。若先下之。治不爲逆。

百廿八　凡病若發汗。若吐。若下。若亡血。亡津液。陰陽自和者。必自愈。邪正皆衰。不必施治。但靜俟之。

百廿九　大下之後，復發汗，小便不利者，亡津液故也。勿治之。言勿利小便，當俟津液漸生也。得小便利，必自愈。生津滋液之品，何不可用之有。

百四十　太陽病三日，已發汗，若吐若下若溫針，仍不解者，此爲壞病，桂枝不中與也。觀其脉證，知犯何逆，隨證治之。壞病者，誤治之失。如上各條，誤汗而亡陽動經，下而痞利結胸，溫針而驚狂衄吐等逆是也。表證雖在而局面已變，宜隨症立法，難執定桂枝矣。

此各條，詳汗吐下等法兼施之失，而并示以內外之辨，先後之序也。○知其失則治得其宜，而病解矣。詳於左。

百四十一　太陽病，欲解時，從巳至未上。巳午未，陽氣盛，太陽王時也，故解於其王時然。

可不泥。

百四　欲自解者，必當先煩，乃有汗而解。（熱勢作動，欝勃欲伸，將出未出之際，必煩躁而不寧。）何以知之？脉浮故知汗出解也。（喻云：天地欝蒸而雨作，人身煩悶而汗作。觀其煩而脉浮，知爲邪出於表而汗解。若脉不以浮應，則汗必不出，而煩反爲內入之候矣。）

百五　太陽病，初服桂枝湯，反煩不解者，（熱盛可知。）先刺風池、風府，（以泄其熱。）却與桂枝湯則愈。

百六　風家表解而不了了者，十二日愈。（經中餘邪未清也。即內經十二日大氣皆去，病日已意。然可不泥。）

百七　太陽病未解，脉陰陽俱停，（停，止也。陶節菴云：欲作汗，脉先伏是也。）必先振慄汗出而解。（邪正相爭故戰，虛乃有此。不虛則竟解，不必戰也。）但陽脉微者，微微見也。脉伏而陽忽微見，則邪已出表矣。先汗出而解。衍、先字。但陰脉微者，若沉分微見，則邪向裏矣。下之而解。若欲下之，宜調胃承氣湯。

百四六　太陽病，十日已去，脉浮細而嗜臥者，邪去則脉靜神恬。外已解也。胸脇滿痛者，不解而傳少陽。小柴胡湯。脉但浮者，脉不細不嗜臥，是未解也。然浮則仍在表可知。與麻黄湯。

此六條，論解。解則不傳，不解則傳矣，詳於左。

百四七　傷寒一日，太陽受之，脉若靜者，爲不傳。脉靜則邪不盛，自不及裏。頗欲吐，胃受邪則吐。若躁煩，熱邪向裏則煩躁，內氣拒之則吐逆。脉數急者，爲傳也。可用大青龍。

百四八　傷寒二三日，陽明少陽証不見者，爲不傳也。太陽脉多數，多

乾嘔未可據爲必傳故著此條言必見陽明少陽之証乃爲傳也

百兒 太陽病頭痛至七日已上自愈者以行其經盡故也

此本内經然不必泥若欲再作傳卽再經者成無已日傳經次第三日傳遍三陽至四日去陽入陰第六日傳遍三陰爲傳經盡當解其不解傳爲再經者至九日又遍三陽吳綬云七日經盡當汗出而解七日不解爲再經十三日不解爲過經過經不解爲壞病按再傳之說頗可疑烏有邪已入至厥陰復外轉爲太陽之理然三陰篇有脉浮則邪還於表宜汗解之論則從陰反陽固有之矣苟不爲之汗解鬱而不出因復再傳諸經留連不解不可謂無其事也針足陽明使經不傳則愈太陽傳陽明針使熱泄則不傳矣類經云足三里二穴刺五分留三呼可瀉胃中之熱一云刺衝陽

卷三

陽明篇

卷四

少陽篇　陽經合病併病篇

卷五

太陰篇　少陰篇　厥陰篇

傷寒論近言　卷三四五

傷寒論近言卷三

南海何夢瑤報之輯

陽明篇

陽明分經府。此太槩也。顧有不連太少。清楚之經。有連帶太少。夾雜之經。有表邪盡入。胃實之府。有邪未盡入。不實之府。又有雖寔而非熱。與不寔而已寒之府。皆宜逐一分別。乃爲了徹。因詳爲釐剔。俾讀者不致迷誤云。

（一）陽明之爲病。胃家實也。此揭府症。府有實不實。實可下。不實不可下。此指實而可下者言。按胃兼大腸言。

〔二〕陽明病外証云何曰身熱在經故身常熱若入府則潮熱矣以此句知此條是就經証言汗自出不惡寒反惡熱也表熱盛於肌膚蒸達皮毛表寒無繼不能久持終常解散正如冰雪雖寒爲火所鑠旋漸消融耳然亦有表邪深固而不解者此則陽明尚帶太陽故必以表解而清清楚楚乃屬之陽明也○問表解則經熱應從汗泄何以有入府而熱結者曰熱盛自內薄外泄者無幾內入者不復出也若外泄不盡內亦不受熱止駐於肌肉間則爲經病耳○太陽傷風身熱自汗與此微異彼爲翕翕之熱此爲蒸蒸之熱彼微汗此多汗也○此揭經証而府可包○經有目痛鼻乾不得眠之文當察

〔三〕傷寒三日陽明脉大陽明氣血俱多故大在經帶浮在府兼實

此三條分揭陽明之府証經証而并及其脉也

〔四〕問曰病指陽明証有得之一日言証見陽明已一日不發熱而發當作惡惡寒者何也既屬陽明表解應惡熱不惡寒故疑之曰雖得之一日惡寒

將自罷即自汗出而惡熱也雖証屬陽明已經一[illegible]當不惡寒然尚帶太陽故惡寒未罷但既屬陽明則惡寒亦將自罷也問曰惡寒何故自罷曰陽明居中土也萬物所歸無所復傳此指府說始雖惡寒二日對一日說自止熱盡入於府則盛極不復傳則全聚以其全勢外托則表自潰散而惡寒自止此爲陽明病也此中第二條不惡寒之義上條雖包府說而以身熱字領頭若專就經言故此條以府証互之

〔五〕傷寒轉繫陽明者其人濈然微汗出也濈濈連續浹洽之意即下條所謂多汗也此云微者以方解初出故微耳此中第二條汗自出

〔六〕傷寒發熱無汗嘔皆太陽証不能食胃滿故也而反濈濈汗出者是轉屬陽明也此亦申汗出而以府証互之

〔七〕陽明病脉浮而緊者必潮熱發作有時但浮者必盜

汗出。浮與浮緊。太陽脉也。何以繫之陽明。蓋必潮熱與盜汗。有入內之徵。乃繫之陽明耳。潮熱與身熱不同。身熱者。無時不熱。乃在經之熱。潮熱者。餘時不熱。惟未申之間乃熱。每日如此。此若潮之有期。蓋熱已入府。則外無熱。而胃土旺於未申。熱乘其旺時而一達于外也。盜汗與汗自出亦不同。盜汗者。睡則汗。醒則否。緣睡則陽入擾陰。故汗出。脉浮則陽應未內入。以盜汗而知陽已漸入也。但睡則入。而醒復出。熱尚往返于表裏之間。蓋初傳陽明。而尚帶太陽者也。若上條所云汗自出。乃太陽已解。而熱全盛于陽明。則濈濈然蒸達于外。常出而不止矣。喻云。浮緊與潮熱。浮與盜汗。非的對之脉症。以此爲太陽入陽明之辨耳。此亦申第二條身熱汗出。明在府之爲潮熱。初傳之爲盜汗也。

此四條中第二條外症之義。

〔八〕問曰。何緣得陽明病。曰。太陽病若發汗。若下。若利小便。此亡津液。胃中乾燥。因轉屬陽明。不更衣。內實。大便難。此名陽明也。

〔九〕脈陽微（浮而無力也。則熱原微。）而汗出少者，爲自和也。汗出多者，爲太過。脈陽實（浮而有力，熱盛也。似不妨多汗。）因發其汗出多者，亦爲太過。太過爲陽絶於裏（陽胃氣也。氣隨汗泄，中存無幾。絶字未免太過。）亡津液（氣爲津液之母。氣泄故津液亡。）大便因硬也。

〔十〕病有太陽陽明（言太陽經病而胃實也。）正陽陽明（陽明經病胃實也。）少陽陽明（少陽胃實。）何謂也。曰：太陽陽明，脾約是也。（脾約者，小便數，大便難。約者，津液寡少之謂。太陽何遽胃實，以其人平日脾約耳。雖不更衣，亦無所苦。）正陽陽明，胃家實是也。少陽陽明，發汗利小便已，胃中躁煩實，大便難是也。（上條言太陽汗下利便轉屬，此言少陽發汗利便轉屬，互文也。）

（十一）陽明病。指經言。汗出多而渴者。不可與猪苓湯。以汗多胃中燥。猪苓湯復利其小便也。

（十二）傷寒脉浮而緩。是太陽中風脉。手足自溫者。繫在太陰。然無發熱惡寒症。而惟手足溫。故繫之太陰。以熱在三陽則手足熱。在少陰厥陰則冷。而在太陰則溫也。太陰身當發黃。緩爲溼土之脉。浮則在經而未入臟。故經熱蒸溼而發黃。若小便自利者。不能發黃。至七八日。大便硬者。便利亡液也。爲陽明病也。上條言三陽轉屬。此言太陰轉屬。少陰厥陰之轉屬可類推。○汗下利便轉屬。若兼內熱則痛若宜下。若內無熱則無所若不宜下。詳五十五至五十八條。

（十三）本太陽病初得時。發其汗。汗先出不徹。因轉屬陽明也。汗不透。則熱不出。不特可以轉入陽明之經。且可入胃也。已上各條。言過汗轉屬。此見不及亦轉屬也。○

先對後言言後之摶屬由先之發汗不徹也

十四 脉浮而芤。浮為陽。熱盛浮洪芤為陰。陰液空虛浮芤相搏。胃氣生熱。其陽則絶。陽絶即亡津液此及下條論其人火盛液枯者自致胃實不必定由汗下利小便也。

十五 趺陽脉浮而濇。浮則胃氣强。熱盛濇則小便數。脾陰虛液竭而脉不充滿流動故濇浮濇相搏。大便則難。其脾為約。此申脾約之義麻仁丸主之。約儉約也脾之陰液少也。

此八條中第一條胃實之由。○已上論外證內實已見其槩。而經府之分。證治之辨。細詳於左。

十六 陽明病。脉遲。遲當作浮汗出多。微惡寒者。表未解也。可發汗。宜桂枝湯。發熱汗出惡寒。太陽傷風症也。今初傳陽明。故汗出比前多。惡寒比前減。桂枝湯當加葛根。

（十七）陽明病。脈浮。即傷寒之浮緊。因已傳陽明。故緊去。未離太陽。故浮在。無汗而喘者。發汗則愈。宜麻黃湯。此二條。本太陽症。而云陽明者。必已見目痛鼻乾胃實等証也。

（十八）陽明病。法多汗。即第二條汗自出意。反無汗。表未解也。其身如蟲行皮中狀者。欲汗而不能汗。故麻癢。此以久虛故也。經中陽氣虛。無力托邪。故不解。但係初傳。故從未罷之太陽治。參太陽篇四十二條。

（十九）陽明病。反無汗。表未解。而小便利。則熱不在裏而在外。不在下而在上可知。二三日。熱漸入胃。嘔而咳。胃熱上冲則嘔。肺脈循胃。胃熱則肺亦熱。故咳。手足厥者。

熱鬱於內，不能宣達于四支，必苦頭痛。以熱上攻。若不嘔不咳，手足不厥者，頭不痛。第二條言汗自出，乃表解之陽明，此二條言汗不出，乃表未解之陽明也。

〔二十〕陽明病，口燥，但欲漱水，不欲嚥，熱在經不在府。此必衄。熱動經血。陽明脉起于鼻，故衄。

〔廿一〕脉浮發熱，口乾鼻燥，即內經云鼻乾。能食者，胃不脹滿，故能食，則熱止在經，可知。則衄。此二條表亦當未解，若解則得汗，應不衄也。

〔廿二〕陽明病，但頭眩，不惡寒，表已解也。故能食。熱入胃而未滿，故能消穀也。而咳，詳上十九條。其人必咽痛。胃熱上攻，故咽痛。咽，胃管也。若不咳者，咽不痛。

此九條詳論經病。

〔廿三〕太陽病，三日發汗不解，蒸蒸發熱者，屬胃也。熱入于胃，自內騰達，如炊蒸然，其熱蒸蒸，則其汗濈濈矣。此陽明府熱外蒸，與太陽表熱不同也。按蒸蒸發熱，府熱具而經熱猶存，少頃汗多，則經熱解，而府熱惟潮時乃蒸，餘時則否矣。調胃承氣湯主之。篇中或用調胃，或小承，或大承，大抵因症輕重施治，不必泥定。○不解，非太陽不解也，謂太陽傳胃而病不解耳。

〔廿四〕發汗後惡寒者，虛故也。表解惡寒，則爲陽虛。不惡寒，反惡熱者，實也。熱盛故反惡熱，在經在府皆然，此指府說，故云實。當和胃氣，與調胃承氣湯。原與太陽篇第二十九條連，今割移此。

〔廿五〕陽明病，發熱汗多者，急下之，宜大承氣湯。陽明內實，潮熱汗出。今熱不特潮，而且大，發汗不特出，而且多，是熱極盛，而津立亡，故當急下。不言胃實，省文也。或謂此症以救津液爲急，即不內實，當急下，非也。內既不實，小承氣可矣，何用大承氣乎。

〔廿六〕發汗不解，腹滿痛者，徒虛胃液致實。急下之，宜大承氣湯。

〔廿七〕腹滿不減，減不足言，言卽減一二分，亦算不得減也。當下之，宜大承氣湯。

〔廿八〕病人不大便五六日，繞臍痛，屎結在此。煩躁發作有時，屎氣或動或伏。此有燥屎，故使不大便也。

〔廿九〕傷寒吐後，腹脹滿者，與調胃承氣湯。吐後則邪不在上焦，故不用枳朴，以重傷上焦之氣。

〔三十〕大下後，六七日不大便，煩不解，腹滿痛者，此有燥屎也。所以然者，本有宿食故也。新食未燥，可下而出，宿食已結，雖下不出。宜大承氣湯。

〔一三〕陽明病不吐不下，（未經分消，邪聚中焦可知。）心煩者，與調胃承氣湯。

〔二三〕病人小便不利，大便乍難乍易，（小便不利，則轉滲大腸，屎之未燥者，得潤而流利；已燥者，不動而阻留也。若無燥屎，則但有易而無難矣，此最易辨。）時有微熱，（即潮熱也。）喘（熱乘肺。）冒，（熱乘心。）不能臥者，有燥屎也，宜大承氣湯。

〔三三〕傷寒四五日，脉沉而喘滿，沉爲在裏，而反發其汗，津液越出，大便爲難，表虛裏實，久則譫語。

〔四三〕夫實則譫語，虛則鄭聲。鄭聲，重語也。（譫語，輕疾响亮；鄭聲，重滯低微，且斷續含糊而不清。○虛謂虛熱，非虛寒。）

〔五三〕陽明病，其人多汗，以津液外出，胃中燥，大便必硬，硬則讝語。小承氣湯主之。若一服讝語止。更莫再服。

〔三六〕陽明病讝語。有潮熱。不能食者。胃中有燥屎五六枚也。（胃腸皆實）若能食者。但硬耳。（腸寔胃虛）宜大承氣湯。（後証當用調胃承氣）

〔三七〕傷寒十三日不解。（表仍在）過經。（既過陽明則解矣）讝語者。以有熱也。（胃有熱結）當以湯下之。若小便利者。大便當硬。而反下利。脉調和者。知醫以丸藥下之。（仲景言凡服下藥用湯勝丸。故每詆丸藥。丸藥見少陽十六條）非其治也。（小便利。大便硬。當以湯下。下則利邪盡。利自止。若用丸藥。不能蕩滌淨盡。故利不止。不止由用丸。非由虛寒。故脉不微細而調和也。調和謂脉與症合耳。非眞和平也）若自下利者。脉當微厥。（若是寒利。脉當微。手足厥）今反和者。此爲內實也。調胃承氣湯主之。（燥屎尚在。故用芒硝）

〔三八〕傷寒若吐若下後不解不大便五六日上至十餘日
日晡所（未申之間）發潮熱不惡寒獨語如見鬼狀若劇者發
則不識人循衣摸床惕而不安（循衣摸床及撮空理線皆病勢已劇雖心昏無知而神無依倚惕惕然不安故有此候）微喘直視脉弦者生（弦猶長也一說弦當作滑觀第五十二條可見）澁者死微者（對劇言）但發熱讝語大承氣湯主之
若一服利止後服

〔三九〕發汗多若重發汗者亡其陽（當作亡津液看）讝語脉短者死（互上條弦生意）脉自和者不死（註見上三十七條）

〔四十〕直視讝語喘滿者死（直視腎絕喘氣上脫）下利者亦死（下脫）

〔四一〕傷寒六七日目中不了了（猶云不睆睆）睛不和（半開半合黑白不明）

爲不和然尚能轉動不若直視之無表裏証裏字衍大便定而不動死而不活然亦急矣難身微熱者此爲實也急下之宜大承氣湯目者腎之眞精精亡

則不慧急下以存陰精遲則直視而不可救矣

此各條詳論府病凡蒸熱惡熱汗多腹滿痛煩躁喘冒不臥讝語潮熱不食循衣摸床直視目不了了睛不和皆府實之徵也○病在府則宜下矣然下以下其府若邪未入府而在表在上焦亦然則不可下故表裏宜辨也下以下其實若雖入府而不實亦不可下故硬溏宜別也下以下其熱若便雖結而非熱亦不可下故裏氣宜審也詳於左

〔二四〕腹滿而喘，有潮熱者，此外欲解，可攻裏也。手足濈濈然汗出者，成註：津液足則周身汗出，不足則獨手足汗出。愚謂脾胃主四支，亦主肌肉，手足且汗，當無處不汗，或表將解未解間，身上無汗耳。此大便已硬也。汗出胃乾也。大承氣湯主之。若汗多而微發熱惡寒者，外未解也。其熱不潮，未可與承氣湯。若腹大滿不通者，表雖未解，而裏甚急。可與小承湯。微和胃氣，勿令大泄下。此當雙解，以表邪原微，故只從內治。

〔三四〕汗出詳下文風字、過經字，則此乃太陽中風症也。譫語者，以有燥屎在胃中。此為風也。太陽中風。須下者，太陽不應下，以胃實須下。過經過太陽經入胃也。乃可下之，以表虛表解無邪之意。裏實故也。下之則愈，宜大承氣湯。下之太早，語言必亂。二句原在乃可下之句下，今移此。○表熱內陷，亂其神明也。未識且識，况已識乎。

[四四]陽明病，下之，其外有熱，手足溫，若是裏實，外無熱，手足亦汗出而和。今若此，則尚在經，而下之左矣。不結胸，心中懊憹，熱邪內陷，幸不結胸，而但上擾。飢不能食，胃虛故肌熱格，故不能食。但頭汗出者，邪欲上越。梔子豉湯主之。吐中有發散之義，故不加表藥。

[五四]病人煩熱，表未解也。汗出則解，又如瘧狀，表邪未盡出入于半表半裏，蓋去表入裏之机也。詳太陽篇四十一條。日晡所發熱者，屬陽明也。餘熱入胃。脉實者，宜下之；脉浮虛者，餘邪還表。宜發汗。下之與大承湯，發汗宜桂枝湯。依太陽經四十一條，當用桂枝二麻黃一湯。

[四六]陽明病，心下卽膈。硬滿者，不可攻之。不同結胸之兼攻痛，故不可下。

之利遂不止者死。胸膈尚屬太陽少陽部分，邪在上焦，未入于胃，攻之則上熱下陷，氣隨利脫也。利止者愈。

〔四七〕傷寒嘔多，邪在上焦。雖有陽明症，大便實也。不可攻之。邪未全入府，故不可下。

〔四八〕食穀欲嘔者，屬陽明也。此指胃寒不納食言。吳茱萸湯主之。得湯反劇者，屬上焦也。此則屬太陽少陽熱攻之嘔矣。○熱攻之嘔，即不食時亦嘔，當從合病篇第四條法治之。

〔四九〕陽明中風，口苦，少陽症。咽乾，太陽陰症。腹滿微喘，陽明證。發熱惡寒，脈浮而緊，太陽證。若下之，則腹滿，外邪內陷。小便難也。液被奪也。

（十五）陽明病。脉浮而緊。[太陽未解。]咽燥。[太陰脉挾咽。]口苦。[陽明脉挾口。]腹滿而喘。[胃熱。]發熱。[即第二條所云身熱。蓋陽明在經之熱也。]汗出不惡寒反惡熱。身重。[此太陽雖解。而陽明經邪尚滯。故身重。則是經府俱熱矣。]若發汗。則燥。[在經宜汗。而熱已入府。發汗則液涸。故燥。]心憒憒反讝語。[反字疑衍。]若加燒針。必怵惕煩躁不得眠。若下之。則胃中空虛。客氣動膈。[熱在經。故雖入府而未實。下則經熱內陷。]心中懊憹。舌上胎者。梔子豉湯主之。[熱在上。故吐之。]若渴欲飲水。口乾舌燥者。白虎加人參湯主之。[津液已耗。用此清熱生津。凡陽明症熱入內而府不實。宜此湯清之。詳太陽篇四十八至五十二。及合病篇第九條。]若脉浮發熱。渴欲飲水。小便不利者。[蓄爲溼熱。]豬苓湯主之。陽明病汗出多而渴者。不可與豬苓湯。以汗多胃中燥。豬苓湯復利其小便故也。觀此數句，則小便不利，必汗少，乃可與猪苓湯；若汗多，須用白虎矣。
此數條，見未入府之不可下也。在經在上焦，均爲未入。

〔一五〕陽明病，潮熱，大便微硬者，微字疑衍。可與大承氣湯，不硬者，不可與之。若不大便六七日，恐有燥屎，欲知之法，少與小承氣湯，未定大承，且先與此，下條同意。湯入腹中，轉失氣者，失氣，屁也。此有燥屎，屁出而屎不出，因小承氣無芒硝，不能軟堅，且少與，不能動也。乃可攻之。若不轉失氣，此但初頭硬，後必溏，屎本溏，則易動，一動則與屁俱出，故無先出之屁也。一說燥屎不粘腸，有空隙，屁能出；溏則粘腸無空隙，故屁不能出，亦通。不可攻之，未實則熱尚散漫不聚。攻之必脹滿而不能食也。下則胃虛，氣不運而脹滿。欲飲水者。津液因下而虛，故欲水。與水則噦。胃氣弱，爲水寒過閉，故呃。其後發熱者，餘熱至此又結，必大便硬而少也。縱胃寔，但前已下，則雖硬亦少。以小承氣湯和之，不轉失氣者，慎不可攻也。中前戒。

【二五】陽明病，讝語發潮熱，脉滑而疾者，小承氣湯主之。因與一升，腹中轉失氣，更與一升；若不轉失氣，勿更與之。恐是溏屎，應俟之耳。明日不大便，此句承更與一升來。俟至明日而不出，則是硬結之甚，當用大承氣矣。脉反微濇者，裏虛也。津液爲熱耗盡，眞陰已虛，故滑疾之脉變爲微濇也。爲難治，邪實正虛。不可更與承氣湯也。慮邪去而正亦盡。

【三五】陽明病，下之，心下懊憹而煩，胃中有燥屎者，可攻；若腹微滿，初頭硬，後必溏，不可攻之。若有燥屎者，宜大承氣湯。腹滿。

四五 得病二三日。脉弱。無太陽柴胡証。煩燥。心下硬。至四五日。雖能食。以小承氣湯少少與。微和之。令小安。至六日。與承氣湯一升。若不大便六七日。小便少者。雖不能食。但初頭硬。後必溏。未定成硬。攻之必溏。須小便利。屎定硬。乃可攻之。宜大承氣湯。

則胃尚空虛未實。加以脉弱。似不可下。然便已結于腸中。則不可用大承氣攻者。無妨用小承氣和也。不能食。似胃實可攻。然小便少。則或轉滲腸胃而溏。應俟其自出耳。

此數條見雖入府而不實。亦不可攻也。按下以下其熱。非徒下其屎也。然以屎結爲熱聚之徵。故必硬乃可下之。但亦有雖不硬。而所出臭穢如醬者。自是熱極。必待其結有腐爛腸胃而死耳。此固宜清。或亦須下。不可泥也。蓋熱垢與寒溏。色臭不同。當辨之。又有所下純是青黃水者。乃燥屎擋塞。故水從旁溜下而無糟粕。與中寒下利清穀不同。此亦宜下。見少陰篇三十五條。

〔五五〕陽明病。經指本自汗出。醫更重發汗。病已差。經解尚微煩不了了者。此大便必硬故也。以亡津液。胃中乾燥。故令大便硬。當問其小便日幾行。若本日三四行。今日再行。故知大便不久出。爲小便數少。以津液當還入胃中。故知不久必大便也。熱從汗泄而內無熱硬。因液亡非由熱結。故不用下。

〔五六〕陽明病。自汗出。若發汗。小便自利者。此爲津液內竭。雖硬不可攻之。當須自欲大便。宜蜜煎導而通之。若土瓜根及與大猪膽汁。皆可爲導。此互上條。見若小便多宜用導法也。然必屎已

下將近肛門乃可用若尚結滯回腸
中恐導亦不通宜與潤腸利便之藥

（五七）太陽病若吐若下若發汗微煩小便數大便因硬者與小承氣湯和之則愈此五上二條見無已則用小承氣和不可用大承氣攻也

（五八）太陽病寸緩關浮尺弱即傷風浮緩之謂其人發熱汗出復惡寒不嘔復字衍脉症皆屬表但心下痞者此以醫下之也引邪內入痞塞心悶若其不下者若非由下而痞病人不惡寒而渴者此轉屬陽明也則是熱自入裏而尚浮漫於心悶故痞滿耳小便數者大便必硬不更衣十日無所苦也便結由尿多非有實邪在胃故雖日久而無熱攻滿痛之苦渴欲飲水宜少與之但以法救之渴者宜五苓散末句疑錯簡以小便數大便硬不應用五苓也○金鑑云但以法救之當作若小便不利蓋此症不急救之二字無謂且

小便不利而渴
與五苓相合也。

此數條。見便雖結而非熱。亦不可下也。蓋便結由於液亡。下之固重奪其液。而便結不由熱聚。下之復虛寒其中。故不可耳。夫無熱且不可下。況復胃寒。如下文所云乎。

〔九五〕陽明病。若能食。名中（中，即傷也。下同。）風。不能食。名中寒。（此陽明本經自受風寒之傷，非自太陽傳來者。若自太陽傳來，則在太陽時已有有汗無汗及脉之或緩或緊可辨，何用至此時乃以能食與否爲別乎。且果自太陽傳來，則在太陽時早以鬱成熱症，而後傳到陽明。無論爲風爲寒。悉皆屬熱。亦無煩分辨矣。諸家皆以此條爲風傳寒傳之辨。謬甚。○此經病及府之症。蓋飲食胃府主之。若邪不入府。則飲食如常。無能食不能食之別矣。○中風熱多。中寒寒多。已見太陽篇第五條註中。然則風即熱也。

胃熱則運動速而能消穀俗名火嘈是也寒則凝滯不能消運故以此爲辨然中風能食但以初病時言耳若病之久熱甚而脹滿則又不能食矣宜知○不能食句合下數條看乃胃寒也此從本經直中本府者人止知陰經有直中之証而不知陽經亦有直中之証故特明之○胃寒有二一爲其人本來胃寒而外寒直中之一爲其人本來胃寒而傳經之熱雖內入亦仍不改其爲寒須辨

〔十六〕陽明病不能食攻其熱必噦所以然者胃中虛冷故也胃寒也雖有傳經之熱入客府中亦不可攻以其人本虛故攻其熱必噦噦乾嘔也

〔一六〕脈浮而遲表熱裏寒此句見胃冷之得屬陽明証者以胃自冷經自熱耳下利清穀者四逆湯主之若胃中虛冷不能食者飲水必噦況用寒藥之乎

（二六）陽明病，脉遲，胃冷食難用飽，胃寒不運，飽則填滯。飽則微煩頭眩，中焦填塞不運，故氣鬱而上冒。必小便難。中焦塞則下焦亦不通，此句包有腹滿在，氣不行也。此欲作穀癉。癉，黃也。中焦填塞，升降失職，則水穀不行，鬱而成黃也。雖下之，腹滿如故，中益虛寒不運。所以然者，脉遲故也。陽明病單指不大便言，非有潮熱煩渴等証也。下條同。

（三六）陽明病，若中寒，不能食，小便不利，中寒不能運化水穀。手足濈然汗出，人之汗，以天地之雨名之，陰盛則寒而雨多，胃主四支，胃寒則手足冷汗大出，此其義也。然手足汗出，似胃實便硬之症，故下辨之。此欲作固瘕，瘕大瘕泄也，即溏瀉固者，久而不止也。又瘕者，積聚之名，言胃中寒溼積聚堅固也。必大便初硬後溏。寒凝暫硬，水滲終溏。所以然者，以胃中冷，水穀不別故也。上條溼外達，經熱蒸而成黃；此條溼內畜，汗泄者無幾。故積聚堅固。久而下泄也。

此數條見胃寒之證不可下也。○水畜則爲溼。溼蒸則成黃。詳下文。

〔六四〕陽明病。脉遲。素稟陰溼。故脉遲滯。雖汗出不惡寒者。其身必重。表雖解。而溼之滯于經者盛。故重。短氣。溼氣上壅而喘。一說。汗出不惡寒。雖表已解。而其人脉遲。氣素不充。故身不能運而重。且氣乏而短促也。此本冠上四十二條作一條。以文氣不屬。知爲錯簡。故割置于此。

〔六五〕陽明病。初欲食。胃陽未憊。應能運行水道矣。小便反不利。應滲大腸爲泄。大便自調。言不溏也。則水停爲溼矣。其人骨節疼。溼滯也。翕然如有熱狀。經熱因溼而不盛。故但如有。奄然忽然。發狂。溼熱欲化汗出。必先作動心神。忽煩躁而不寧。非眞狂也。濈然汗出而解者。此水不勝穀氣。與汗共併。共出也。穀氣即胃氣。氣強則溼熱不能留。若胃氣虛冷。則或為穀疸。或為固瘕。如上二條矣。脉緊則愈。緊字疑誤。常器之云。一本作脉去則愈。今兩本參之。當是脉緊去則愈也。

〔六六〕陽明病。發熱汗出者。此為熱越。越。散也。言熱得汗而泄越于外。不能發黃也。但頭汗出。身無汗。劑頸而還。小便不利。渴飲水漿者。此為瘀熱在裏。身必發黃。茵蔯蒿湯主之。

〔六七〕陽明病。無汗。小便不利。心中懊憹者。身必發黃。溼熱內鬱。

〔六八〕陽明病。面合赤色。合通也。經熱上壅。故面通赤。不可攻之。必發熱色黃。小便不利也。不汗而攻。經熱不泄。加以小便不利。故蒸溼發黃。

〔六九〕陽明病。被火。則益助熱。額上微汗出。小便不利者。必發黃。熱盛不外泄。不下滲。而惟上蒸。未有不蒸溼發黃者。

〔七十〕傷寒瘀熱在裏，（裏指肌肉，非胃府也。熱因溼滯。）身必發黃，麻黃連翹赤小豆湯主之。（用麻黃，表未解也。）

此數條，詳溼黃証。○有畜水，亦有畜血，詳下文。

〔七一〕陽明症，其人喜忘者，必有畜血。（畜血則氣不通，心竅亦閉，故重則發狂，輕則如狂，更輕則喜忘也。）所以然者，本久有瘀血，故令喜忘。屎雖硬，大便反易，色必黑。○（血與屎併，故易出而色黑。燥結亦有屎黑者，必晦如煤，與此黑粘如漆者不同。）宜抵當湯下之。（張隱菴曰：太陽以膀胱為府，故驗小便；陽明以腸胃為府，故驗大便。不用桃核承氣，以久瘀也。喻云：太陽少血，陽明多血，較難動，故用抵當。按此亦或隨症輕重施治，不必泥也。）

〔七二〕病人無表裏証，（表字衍）發熱七八日，雖脉浮數者，（雖字衍）

可下之。（可上當有不字。）假令已下。脉數不解。合熱。（脉數不解。表熱仍在。又因誤下引熱內入。是內外合熱也。）則消穀善飢。至六七日。不大便者。有瘀血也。（消穀善肌。則非屎結胃滿。而不大便者。爲血瘀可知。）宜抵當湯。若脉數不解。而下利不止。必協熱而便膿血也。

【三七】陽明病。下血讝語者。此爲熱入血室也。（熱入不隨血出而上蒸也。）但頭汗出者。刺期門。隨其實而瀉之。濈然汗出則愈。（詳少陽篇中。○男子下血讝語。亦爲熱入血室。）

此三條。論血證。○已上論證治詳矣。治之不誤則病自解。詳于左。

【四七】陽明病。欲解時。從申至戌上。（申酉戌。陽明旺時。）

解則不傳，不解則傳，詳于左。

〔八七〕陽明病，發潮熱，大便溏，小便自可，潮熱雖入府，而大便溏，小便自可，則府未實，邪未全歸，故仍從經傳。胸脇滿不去者，傳少陽矣。小柴胡湯主之。

〔六七〕陽明病，脇下硬滿，不大便而嘔，舌上白胎者，可與小柴胡湯，上焦得通，熱解而上焦和，胎嘔自除。津液得下，下散不結，脇硬可除，而大便亦下矣。胃氣因和，大便通也。身濈然而汗出解也。此承上條言，即使大便不行，而硬滿在脇不在腹，是胃終未實也，況嘔為邪初入胃，又胎白未黃，故不用大柴胡。

傷寒論近言卷四

南海何夢瑶報之輯

少陽篇

少陽近裏，病則經府相連，難於分別，非如太陽陽明見尿畜而指爲膀胱，見便結而指爲胃實，確然可據也。且病在膀胱，可利之，在胃可下之，內疏與表散不同，故須分講。若邪居少陽，半表半裏，出入無路，惟有小柴胡和解一法，經熱解，膽熱亦清，治法既已從同，則經府又可無庸分別矣。此本篇不復細詳也。然熱之淺者止在經，深者必在膽，又未嘗不可于口苦目眩諸証中察別其表裏耳。

（一）少陽之爲病口苦咽乾目眩也。苦乾火上炎也目眩風火扇搖也○經云胸脇痛耳聾少陽脉起目銳眥從耳後入耳中挾咽其支者下胸循脇。

（二）傷寒中風五六日。中風字原在五六日下今移在上。往來寒熱有風寒直入少陽者有太陽傳入而表之風寒不解者均半表有寒半裏有熱寒熱相拒各無進退是爲兩持寒從表散熱從裏解是爲和解表寒勝而身寒裏熱勝而身熱彼勝此則此從彼復此進彼退是爲往來若傳至少陽而表寒已解者則但有裏熱無表寒無所謂往來也故下文言但見一証便是不必悉具○太陽陽明無往來寒熱者寒淺在皮毛間未能深入而與熱爭不得相爲勝復也。胸脇苦滿少陽經脉下胸循脇熱邪居之故滿○胸脇滿是胸膈及脇肋間脹滿非心下滿與腹滿也。嘿嘿意不樂而不欲語也肝膽之氣不舒暢故不樂。不欲食木邪妨土也。心煩喜嘔火逆則嘔又痰飲上逆也。或心中煩而不嘔，或渴，或腹中痛，或脅下痞硬，或心下悸，小便不利，或不渴，身有微熱，或咳者，小柴胡湯主之。傷寒中風，有柴胡證，但見一證便是，不必悉具。

〔三〕血弱氣盡，猶云營衛虛弱。腠理開，邪氣指風寒。因入，與正氣相搏，正氣被鬱則爲熱。結於脅下。邪正分爭，往來寒熱，休作有時，默默不欲食。臟腑相連，其痛必下，邪高痛下，故使嘔也，小柴胡湯主之。

此中往來寒熱及脅下痞滿。○有時言有休時有作時耳，非謂如瘧疾之有定期也。默默不欲食，且熱冲而嘔，邪高在腑也。氣滯腹痛，痛下在臟也。腹爲太陰脾土所主，故曰臟。

此明不欲食及腹痛與嘔，三者屬裏。少陽半表半裏，不應有此，不知經絡自與臟腑相連，故胃亦滿而不欲食，且熱冲而嘔，邪高在腑也。

此三條，揭少陽之證，而主以小柴胡也。

〔四〕少陽中風兩耳無所聞即內經所云耳聾目赤皆風熱上壅之故胸中滿而煩者膽經支脈下胸循脇不可吐下吐下則悸而驚津液傷而熱邪逼亂神明○少陽經熱近裏易陷木邪乘心故驚悸又膽熱血虛亦驚

〔五〕傷寒脈弦細少陽本脈細字疑衍頭痛發熱者屬少陽頭痛發熱太陽也何以屬之少陽蓋必有目眩耳聾等証耳又少陽頭痛多在兩角可辨少陽不可發汗發汗則譫語胃燥則熱此屬胃至譫語則又屬胃矣胃和言用藥以和之也大柴胡湯可用則愈不和則煩而悸熱甚而心液虛

〔六〕凡柴胡湯病証而下之若柴胡症不罷者幸無他變復與柴胡湯必蒸蒸發熱貌而振戰也却發熱汗出而解下則內虛故解先戰

〔七〕本太陽病不解，轉入少陽者，脇下硬滿，乾嘔，不能食，往來寒熱，柴胡証具。尚未吐下，未經誤治。脉沉緊者，緊當作弦，兼沉者，邪偏於半裏矣。與小柴胡湯。若已吐下，發汗，溫針，是沉爲誤治，而邪入裏也。譫語，邪陷陽明胃府。柴胡症罷，此爲壞病，柴胡不中與矣。知犯何逆，以法治之。上文言譫語，是犯陽明也。可依陽明法，否須再審。

此四條，明柴胡爲主治，不可誤用吐汗下等法也。夫誤治由辨証不明，不明則應用柴胡而不用，或不應用而反誤用，如下文所云矣。

〔八〕服柴胡湯已，渴者，屬陽明也，以法治之。先不渴，服湯後反渴，是証已漸傳胃府，而醫猶從少陽治，故不對証也。

〔九〕太陽病，過經十餘日，心下溫溫，熱氣泛沃之狀。欲吐，極吐之後餘勢猶爾。而胸中痛，胸為吐傷，故痛。大便反溏，溏由下所致，蓋下之利不止也。欲吐胸痛似實熱症，大便應硬，今溏，故曰反。腹微滿，燥屎尚留。鬱鬱微煩。先此時自極吐下者，與調胃承氣湯。既經吐下，何故尚煩滿欲吐，則以燥屎未盡，留中作擾耳。若不爾者，若未經吐下。不可與。恐欲吐乃少陽喜嘔之証，而煩滿微溏乃木鬱侵土所致，應屬小柴胡也。但欲嘔，胸中痛，微溏者，此非柴胡証，以嘔故知極吐下也。以其人欲嘔之故問之，知為先極吐下所致，則知非少陽本証也。○此轉承調胃承氣來，言所以用承氣不用柴胡之故。

〔十〕得病六七日，脉遲浮弱，惡風寒。此太陰病而太陽風寒未解也。遲弱卽溼土之緩脉，非少陽之弦數可知。浮而惡寒，則兼表耳。手足溫。太陰諦矣。醫二三下之，表熱陷矣不能食熱入而滿而脇下滿痛又兼少陽面目及身黃熱蒸脾溼頸項强頸項强太陽未解或兼陽明也小便難者數下奪液與柴胡湯後必下重治少陽而太陰溼熱不除本渴數下奪液也而飲水嘔者溼氣上逆柴胡不中與也柴胡本治少陽熱嘔不能治太陰溼嘔也食穀者噦此句疑錯簡

此証非少陽而誤用柴胡者其與應用而不用均不能辨証耳然亦有知爲少陽而不得便用柴胡如下條者

〔十一〕傷寒陽脉澁營衞不通陰脉弦木邪尅土法當腹中急痛者先用小建中湯以補營衞緩中急不差者中已建腹痛已除而柴胡証仍在也與小柴胡湯主之

此因其人本虛，故雖證屬少陽，而不得便與柴胡也，則柴胡不可輕用矣。乃用之而當，不特少陽應用，即兼別經亦可用之，如下文所舉是已。

(十二)傷寒四五日，身熱惡風，太陽證。頭項強，太陽陽明證。脇下滿，手足溫而渴者，少陽陽明證。三陽兼病。小柴胡湯主之，當去半夏，加瓜蔞根。三陽合病，熱已及裏，若用辛甘發散，必致譫語，如合病篇所云，故用此清解之。

(十三)傷寒五六日，已發汗，觀下文則表仍未解。而復下之，熱內陷。胸脇滿入少陽。微結，不至如結胸之甚者，以邪從汗衰，熱之內陷原微也。又須合下條有表復有裏句叅之。小便不利，亡液。渴而不嘔，無痰飲也。但頭汗出，熱上攻。往來寒熱，心煩者，此爲未解也，柴胡桂枝乾薑湯主之。解半表之邪，散半裏之結。○人身腹屬裏。背屬表。少陽經行身側。爲半表半裏。故多脇痛証。又膈下屬裏。上屬表。少陽居淸道。協乎膈間。亦爲半表半裏。故多胸滿証。又皮膚爲表。胸中爲裏。邪在胸。又分淺深。深則爲結胸。結于胸裏也。淺爲微結。結于胸之外廓耳。

[十四]傷寒五六日。頭汗出。微惡寒。表未解也。互上條。手足冷。熱鬱不宣于四支也。心下滿。口不欲食。大便硬。熱結。脈細者。脈不甚大則熱微而結亦微。此爲陽微結。必有表復有裏也。若表解熱盡入裏則結必甚。今尚帶表則熱未全入。故但微結也。脈沉亦在裏也。脈細類乎陰結。加以沉更類矣。汗出爲陽微結。以頭汗。邪爲陽微結。假令純陰結。不得復有外証。往來寒熱。口苦目眩等証。悉入在裏。此爲半在表半在裏也。脈雖沉緊。不得爲少陰病。少陰。卽上純陰。所以然者。陰不得有汗。裏寒則外無汗。今頭汗

出故知非少陰也可與小柴胡湯雙解表裏而結亦散設不了了者得屎而解熱雖散不結而已硬之便未盡出故也此條辨微結之帶表與熱悉入裏而結之甚者不同但悉入裏而內結又有陰陽之分因并辨其是陽非陰也○惡寒支冷脉沉細俱似少陰症以頭汗出辨之耳

十五 太陽病過經十餘日入少陽反二三下之後四五日柴胡証仍在者先與小柴胡湯嘔不止心下急鬱鬱微煩者爲未解也與大柴胡湯下之則愈用小柴胡則木氣得舒嘔應止而不止則府已結下不通而上干故也當參第九條及陽明篇四十七條彼邪在膈而嘔此邪結胃而嘔也

十六 傷寒十三日不解太陽仍在胸脇滿而嘔入少陽日晡所發潮熱入胃便實已而微利卽下文丸藥下之而利不止也此本柴胡証當用大柴

胡雙解表裏。下之而不得利。（下則利矣。然邪盡利亦止。）今反利者。知醫以丸藥下之。非其治也。（丸藥許學士所云巴豆小丸子。強逼溏屎而下者也。不能盡去結屎。故微利不止。又不能散表邪。故曰非其治。）潮熱者實也。先宜小柴胡以解外。（胃雖實而少陽証仍在。故先用小柴胡。）後以柴胡加芒硝湯主之。（芒硝軟堅。巳利故不用大黃。）

此舉少陽之有兼証者。亦可用柴胡治之也。○巳上論少陽証治已詳。而婦人則有熱入血室一証。故下文特詳之。

〔十七〕婦人中風。發熱惡寒。得之七八日。入少陽矣。（此句原文在經水適來下。今移此。）經水適來。熱除而脈遲身涼。（熱入血室。故身涼。血滯故脈遲。）胸脇下滿。此下當有其血必結四字。如結胸狀。血室衝脉行于腸。熱結故滿。譫語者。血分熱上乘心。此爲熱入血室也。當刺期門。血室厥陰所主。故刺以瀉之。隨其實而瀉之。

〔十八〕婦人傷寒發熱。經水適來。晝日明了。夜則譫語。夜則陽入擾陰也。此互上條。見此証譫語與他証不分晝夜者有別。如見鬼狀者。此爲熱入血室。無犯胃氣。在血室不在胃。不可下也。及上二焦。血室在下也。必自愈。言即不刺期門。亦自愈。以已來之血暫被熱截。久之血行則熱泄矣。

〔十九〕婦人中風七八日。續得寒熱。言先無寒熱。至此時乃有也。發作有時。經水適斷者。此爲熱入血室。其血必結。四字疑衍。當刪。故使如瘧狀。發作有時。往來寒熱本少陽証。然發作無時。今有時者。緣熱入血室。已有定舍。故每

日氣行陰分則發也小柴胡湯主之因無血結故但清其熱不用刺法

此論熱入血室之証治陶節菴云衝脉爲血之海即血室男女皆有之張景岳曰熱入血室或令血不行宜隨証治之按此則下血讝語便是熱入血室不必寒熱如瘧此緣有少陽症耳又不必婦人緣婦人有行經一節經動則邪易乘耳問此証陽明少陽俱言之不識太陽三陰亦有是乎曰太陽主表不應有此即有血証亦本經熱瘀所畜者膀胱之血耳故仲景于陽明少陽言之以二經熱近裏也夫近裏者且有之況三陰乎且膀胱之血通乎血海即謂太陽亦有此無不可也〇少陽與三陰相接少陽若解則不傳不解則傳矣詳下文

〔二十〕傷寒三日少陽脉小者欲已也觀此愈知第五條細字之誤

〔廿一〕少陽病欲解時從寅至辰上寅卯辰木旺之時

〔廿二〕傷寒三日三陽爲盡三陰當受邪其人反能食不嘔

此爲三陰不受邪也。表邪傳裏，裏不和，則不能食而嘔，今反之，故知不傳。

〔廿三〕傷寒六七日，無大熱，其人煩躁者，此爲陽去入陰故也。

陽經合病併病篇

喻嘉言尚論篇於三陽篇中摘出合病併病另標一篇然各篇內凡有邪涉他經條中雖無合病併病字樣要之非合卽併耳今從喻氏摘此數條以見崖略諸所未盡仍於各篇求之可也三陰亦多合併病一隅三反無煩另舉

一太陽病背項强几几舊註几音殊鳥之短羽者不能飛騰動則先伸其頸几几然狀頸項强直不舒貌準繩則謂詩赤舄几几註几几絇貌絇拘也言拘者取自拘持使低目不妄顧視此可想見背項拘强情狀當從準繩反汗出惡風者桂枝加葛根湯主之几几寒甚所致應無汗今汗出故曰反

〔二〕太陽病，背項強几几，無汗，惡風者，葛根湯即桂枝加麻黃葛根主之。此二條，太陽陽明合病也。有汗無汗，乃傷風傷寒之分，非有汗為表解也。太陽原有頭項強痛証，而不至拘強不得顧視之甚。今若此，是太陽陽明並中風寒矣。緣陽明經脈上頸而合于太陽也。傷風主桂枝加葛根，以發陽明肌肉之汗。傷寒主麻黃，乃不用本湯加葛根，反用桂枝加麻黃葛根者，以麻黃湯無芍藥，又加葛根，恐大發泄也。又邪駐肌肉間，不上攻肺，故不用杏仁耳。○病連陽明，即加葛根，否即不宜用，恐無故而泄肌肉之液，反致燥熱也。

〔三〕太陽與陽明合病，是太陽之發熱惡寒，與陽明之目痛鼻乾等症齊見也。他倣此。必自下利，葛根湯主之。兩經齊病，熱盛逼其水穀下奔，但利由表邪，表解則利自止。且汗藥升發，能提其下陷之氣耳。

〔四〕太陽與陽明合病，不下利，但嘔者，熱鬱痰飲不下注，則上逆。葛根

加半夏湯主之

〔五〕太陽與陽明合病，喘而胸滿者，不可下，麻黃湯主之。以喘故用麻黃泄肺，杏仁降逆，不用葛根者，以葛根主泄肌肉之邪，今邪已壅高位，上乘乎肺，不在肌肉間，乃太陽多而陽明少之証也。○上條陽明熱多注胃，此條太陽熱多注肺。

〔六〕太陽與少陽合病，自下利者，與黃芩湯。利則經熱內陷，故與此清之，不加表藥者，必外已解，不然當加柴胡。若嘔者，黃芩加半夏生薑湯。以治痰飲上逆。○汪苓山云：太陽陽明合病，下利爲在表，故宜汗；陽明少陽合病，自利爲在裏，宜下；此太陽少陽合病，自利爲在半表半裏，故與黃芩湯和解。

〔七〕陽明少陽合病，必下利，其脉不負者，順也。不負者，少陽雖弦，而陽明亦大也，恐利則土敗，不敗則邪從利去，而內無傷，故爲順，當用小柴胡加葛根白芍。負者，失也。

互相尅賊名爲負也脉滑而數者不但不負而且滑數有宿食也當下之宜大承氣湯負則利必損脾不負則利無損若更邪實則再下之亦無傷也作三折看

〔八〕三陽合病脉浮大浮太陽大陽明上金鑑謂上當作弦關上關部也但欲眠睡膽熱壅而神昏目合則汗即盜汗熱盛于經必入擾乎陰

〔九〕三陽合病腹滿熱氣且充塞于內矣身重難以轉側邪滯經絡口不仁不知味也脾胃亦熱也而面垢熱上蒸汗出多故面垢一云垢塵暗也少陽熱則面色塵晦不澤譫語遺尿熱入膀胱神昏而遺遺尿有三一爲熱甚而神昏無知一爲寒極而氣不能攝一爲腎絕而神去不覺也發汗則譫語火得升發之勢而愈熾下之則額上生汗下之則陰虛陽上越手足逆冷熱以下而內陷故手足冷是爲熱厥若自汗者白虎湯

主之。汗下皆不可，惟此清熱一法耳。然必汗出表解而歸于陽明，乃可用也。

〔十〕陽明中風，脈弦少陽浮太陽大陽明而短氣，熱壅喘促腹都滿，脇下及心痛，久按之氣不通，凡按之而通者，以氣止聚一處，按之則散走他處，故通。今處處都滿，則無地挹注，壅閉甚矣。○熱攻故痛。鼻乾，不得汗，嗜臥，凡熱病邪解則嗜臥，以陰氣得復也。此之嗜臥者，則熱盛而神氣昏迷耳，其臥必帶昏沉之意，與清爽者不同。或疑陽明症不得眠，此何故能臥？蓋熱則陽動而擾陰，故不臥；而熱太壅盛，則反閉塞而不行，有壅塞而無攪擾，故又得臥也。一身及面目悉黃，小便難，有潮熱，時時噦，氣垂絕欲脫，上冲有聲，此與寒過陽氣作噦者不同。耳前後腫，少陽脈行耳前後，熱毒上攻，故腫。刺之小差，刺以泄熱，不單為耳腫。小差者，內熱略減也。外不解，不得汗也。病過十日，脈續浮者，與小柴胡湯。外不解而不敢汗，恐升熾也，故用刺。刺後仍不敢用汗，十餘日脈浮，則熱向外欲出，故用小柴胡雙解之。云續浮者。則前之浮大弦已變爲沉大弦可知矣。脉但浮。無餘証者。與麻黃湯。日但浮。則弦大已去可知。而上之續浮尚兼弦可知。此云無餘証。則上之有餘証可知。兼弦大而有餘症。則裏熱未清。故用柴胡雙解。弦大已去。又無餘証。則熱悉還表。而裏已清。故可用麻黃從表治也。若不尿。腹滿加噦者。不治。此轉承刺後言。若刺後小差。而脉不轉浮。則熱壅閉于內。前之小便難者。今竟不尿。時噦者。更加噦。氣化不行而垂絕。故不治。○此三陽合病。經府皆連之重証。與上條同。

此上各條論合病。兩經三經同時齊病。謂之合病。

〔十一〕二陽併病。太陽初得病時。發其汗。汗先出不徹。因轉屬陽明。續自微汗出。不惡寒。太陽証罷。歸併陽明矣。若太陽証不罷者。仍惡寒。而無續得之汗。不可下。下之爲逆。即太陽証罷。而陽明經病未入于府。亦不可下。況太陽未罷乎。如此可小發汗。因前汗不徹。故再小汗之。設面色緣緣

相因也滿面正赤者正赤深赤也陽陽氣怫鬱在表此
連接之意明經脉行面則
從前未經當解之薰之或用汗劑發散或用麻黃等藥
發汗者煮湯薰蒸不僅小發之而已
若發不徹若但少發而不解不足言陽氣怫鬱不得越
薰是仍然不徹也
當汗不汗其人煩躁則不但熱鬱在表且入于裏而煩
躁生矣然則前言陽鬱在表豈足
以盡之哉蓋當大汗而不知痛處邪循經行故乍在腹
不汗其人必且煩躁也痛無常處
中邪無出路乍在四支按之不可得其人短氣喘促也
欲內攻矣熱上壅
故但坐以汗出不徹故也更發其汗則愈何以知汗出
不徹以脉濇故知也經曰濇者陽氣有餘爲身熱無汗
蓋熱盛壅滯經脉故也然雖濇而
有九
二十二陽併病太陽証罷但發潮熱手足漐漐汗出大便

難而譫語者。下之則愈。宜大承氣湯。

〔十三〕太陽與少陽併病。頭項強痛。太陽或眩冒。少陽時如結胸。心下痞硬者。當刺大椎。即百勞穴。主瀉胸中諸熱氣。太少齊瀉也。第一間。疑即商陽。在手食指內側。主胸中氣滿。熱病汗不出。肺俞。以泄太陽表熱。肺俞與太陽通也。肝俞。以泄膽熱。肝與膽合也。慎不可發汗。熱已入內。忌升發也。發汗則譫語。邪乘燥入胃。脉弦。少陽邪盛。五六日譫語不止。刺期門。瀉肝膽熱也。

〔十四〕太陽少陽併病。心下硬。頸項強而眩者。當刺大椎肺俞肝俞。慎勿下之。條上互

〔十五〕太陽少陽併病。而反下之。成結胸。心下硬。下利不止。水漿不下。其人心煩。負證

此上各條，論併病。兩經三經，先後連病，謂之併病。

傷寒論近言卷之五

南海何夢瑶報之輯

太陰篇

本篇文止八條，而寒熱証分，經藏病別，大義已舉，即有殘缺，固可無憾也。三陰諸症，彼此互見，而各有定屬，如腹痛自利，屬之太陰，以太陰主腹，主水穀也。而少陰厥陰，亦有此者，緣經臟交通，相爲把注，痛利由本經病致者，則爲自受之邪，由他經病致者，則爲轉注之邪，即與少陰厥陰之症同見，而本症自屬之太陰耳，惟其彼此互見，故三陰之治，大槩從同，惟其

各有定屬故三陰之症界限自別醫者知此則病至能名經緯不亂矣

（一）太陰之爲病病兼直中寒症傳經熱症言下二篇倣此腹滿寒凝不運則滿熱氣塡塞亦滿腹滿卽肚脹較心下滿位爲低而吐食不下自利益甚益甚二字疑衍時腹自痛太陰脉入腹屬脾絡胃邪在中則腹滿痛上逼則吐下迫則利也若下之必胸下結硬寒証下之則中陽益微而陰凝熱症似可下不知熱止在太陰未入于胃下則裏虛不運亦結○胸下卽中脘與陽邪陷入結于高位者不同○內經云嗌乾是言熱証也此條亦似指熱症言觀時字可見成註云陰寒在內則腹中常痛此陽邪干裏故雖痛而不常是也

此揭太陰病証後言太陰病者指此証言也然參下文則自利不渴脉緩手足溫發黃四支煩疼及內經之嗌乾皆屬太陰見症

〔二〕自利不渴者，屬太陰，以其臟有寒也，當溫之，宜四逆湯。

此論寒症

〔三〕傷寒脉浮而緩，手足自溫者，繫在太陰。太陰當發身黃；若小便自利者，不能發黃。（詳陽明篇第十二條）至七八日，雖暴煩，下利日十餘行，必自止，（熱久欲從利解，將解之際，熱勢作動，故煩，猶將作汗者之先必煩也。但邪在表者從汗解，在裏者從利泄耳。○邪盡則利自止。）以脾家實，穢腐當去故也。（脾健則能運行穢腐，故爲太陰之自利，不爲陽明之燥結。大意言濕熱若不從小便泄，即從大便泄，雖大便數行，不必慮也。）

〔四〕本太陽病，醫反下之，因爾腹痛時滿者，屬太陰也。（太陽誤下其逆多在胸脇上此在腹故屬太陰桂枝加芍藥湯主之桂枝升舉陽邪使仍從外出倍芍藥以淸脾熱大實痛者桂枝加大黃湯主之凡三陰言下者皆邪之轉入胃而結者也

〔五〕太陰爲病脉弱其人續自便利設當行大黃芍藥者宜減之以其人胃家弱易動故也

此數條論熱証○邪在三陰必入于臟其有止在於經者仍從外解摘出于後少厥倣此

〔六〕太陰病脉浮者可發汗宜桂枝湯

此論經病在經有二一則邪初入經未遽連臟一則已入于臟不從內解日久正復邪衰退還于經

〔七〕太陰中風，四肢煩疼，陽微陰濇而長者，爲欲愈。脾主四支，脾經風熱，故煩疼。陰被熱耗，故濇。而陽微則熱亦退，但脉見不足，恐元氣亦衰，若兼見長，則正氣將復，故自愈。若作寒証看，則于微濇之陰脉中，時見一長，則陰消陽長，所謂陰病得陽脉則生也。

〔七〕太陰病欲解時，從亥至丑上。亥子丑，太陰旺時。

少陰篇

太陰後天也少陰先天也邪入太陰猶未犯本熱証尚藉先天之水以甦涸寒証尚藉先天之火以回陽若進逼少陰則熱之所爍者天一之精液寒之所淩者坎中之眞陽矣根本搖動生死尤關臨証者尚愼之哉

（一）少陰之爲病脉微細必沉但欲寐也寒証則陰盛陽衰喜靜惡動又無熱邪煩擾故靜而寐熱証神昏亦寐但多昏沉之意亦有脉微細者緣熱耗陰血或熱深而內伏也但必帶數○又有寒証而不得臥者則陽神爲陰所逼飛動不安也見下第十一條又有熱証而不得臥者陽邪煩擾故也見下第三十一三十三條

此揭少陰脉証。

〔二〕少陰病。脉沉者。（必兼遲細）急溫之。宜四逆湯。

〔三〕少陰病。得之一二日。口中和。（與內經所論口燥舌乾之熱証異矣）其背惡寒者。（陽微可見）當灸之。附子湯主之。（灸膈關以溫表。灸關元以溫裏。）

〔四〕少陰病。身體痛。手足寒。骨節痛。脉沉者。附子湯主之。

〔五〕少陰病。惡寒。身踡而利。手足逆冷者。不治。（陰盛而陽全無。）

〔六〕少陰病。下利。惡寒而踡臥。若利自止。（四字原文在上句上。）手足溫者。可治。

〔七〕少陰病。四逆。惡寒。身踡。脉不至。不煩而躁者死。（煩則陽尚在心胸間。不煩而躁。則陽已脫于外。故惟手足躁擾而已。）

〔八〕少陰病惡寒而踡時自煩欲去衣被者可治。日時日欲。陽雖動。尚未外亡。

〔九〕少陰病吐利手足厥冷煩躁欲死者吳茱萸湯主之。

〔十〕少陰病吐利躁煩四逆者死。上條言欲死。此言死。必其脉之已絕耳。一說上條先逆冷而後煩燥。其逆冷爲陰寒之本。証此四逆是在躁煩之後。則爲陽脫之徵。

〔十一〕少陰病脉微沉細但欲臥汗出陽欲外脫。不煩但未上越。自欲吐。又將上越。至五六日自利加以下奪。復煩躁不得臥寐者死。

〔十二〕少陰病下利止而頭眩時時自冒者死。上第六條利止手足溫可治。此言死者陰亡于下則陽脫于上。故浮動而眩冒可見陽回利止則生。陰盡利止則死。

〔十三〕少陰病吐利手足不逆冷反發熱者不死。陽回也。然格陽亦發

熱須辨之脉不至者灸少陰七壯常器之云灸太谿

〔十四〕少陰病脉緊緊爲寒必帶遲至七八日自下利脉暴微微弱也下利津液作虛使然手足反溫脉緊反去者脉雖轉微而緊已去則微非諸微亡陽之微而爲緊去入安之微手足復溫寒邪已從利出而陽得回可知矣若是陽脫之利則緊脉仍在而手足不溫爲欲解也雖煩下利必自愈陽回而不上浮故煩止陰邪已出陽氣已復故利止

〔十五〕少陰病下利陽欲下脫白通湯主之用熱藥以回陽猶恐陰盛陽微不能徧達故加葱白以宣通使透全體且引上焦陽氣下入陰中挈之使不脫也

〔十六〕少陰病下利脉微者與白通湯利不止厥逆無脉乾嘔煩者白通加猪膽汁湯主之藥之熱者性上行加膽及人尿引之速下也○二者字相替乃兩擬其証也上症用白通下症用白通加尿膽以証甚而見嘔煩耳服湯脉暴出

者死。暴出則離根矣。微續者生。

〔十七〕少陰病。下利清穀。裏寒外熱。陽格于外。手足厥逆。脉微欲絕。身反不惡寒。陽在外也。太陽篇第三條云。身大熱反欲近衣。爲外熱內寒。與此相反。蓋初格者尚惡寒。其後則皮膚煩躁。故又不惡寒。且甚而欲坐臥泥水中也。其人面赤色。陽戴。或腹痛。或乾嘔。或咽痛。少陰脉上循喉嚨。故多咽痛症。陰症痛而不腫。陽症痛而且腫。詳下二十四條。〇再按咽當作喉。下各條做此。脉不出者。通脉四逆湯主之。此格陽用戴陽則加葱白。使戴上之陽得通于下焦。而反其根也。其脉即出者愈。與上條暴出異。暴出有乖脫之象。即出言隨即出耳。由是言之。上條微續。必服湯後隨續。乃爲休徵。若良久不出。則陽已外散。又主死矣。

〔十八〕少陰病。下利。脉微濇。陽固虛。陰亦竭。嘔而汗出。陰寒上逆故嘔。表陽不固故汗。必數更衣。反少者。下多氣陷故數。糟粕已盡故少。當溫其上。灸之。陽陷

不虞上脫而慮下竭陽虛宜溫陰虛又忌辛熱故用灸以獨溫其上而升陽○灸百會

〔十九〕少陰病二三日至四五日腹痛小便不利下利不止便膿血者桃花湯主之寒則血不歸經而下出用石脂固脫乾薑散寒

〔二十〕少陰病下利便膿血者桃花湯主之少陰病便膿血者可刺刺當作灸常器之云宜灸幽門交信幽門治泄利膿血乃少陰衝脉之所會可灸五壯交信治泄利赤白女子崩漏可灸三壯○此二條金鑑謂是熱証然當從丹溪輙菴作寒爲是輙菴云豈有熱証而用澁劑使熱不得泄乎其辨甚明

〔廿一〕少陰病二三日不已至四五日腹痛小便不利水內畜也四肢沉重疼痛水外滯也自下利者此爲有水氣其人或咳少陰脉上循喉嚨其支別出肺故有咳証或嘔水氣上乘或小便利或下利水氣下滲

眞武湯主之。太陽亦有水氣，然從表邪鬱成，故用小青龍發之；此由裏寒水泛，故用眞武以溫中鎮水。

廿二 少陰病，飲食入口卽吐，心下溫溫欲吐，吐則陽氣上浮，故溫溫似熱。復不能吐，始得之，手足寒，脉弦遲者，此胸中實，不可下也，當吐之。始得便支寒，脉遲，知爲寒症，然遲而兼弦，則非虛寒而爲實寒，可知。蓋必口食寒物而壅滯于胃口也。若膈上有寒飲，乾嘔者，不可吐也，寒飲得熱藥卽化，不須吐。急溫之，宜四逆湯。

廿三 少陰病，欲吐不吐，心煩，但欲寐，五六日自利而渴者，屬少陰也，虛故引水自救。熱証有此，熱上故煩渴欲吐，下逼故利，神昏故欲寐也。寒症亦有此，腎寒不能納氣，故上冲而欲吐，心煩，腎寒不能閉藏，則自利亡液而渴也。寒熱難辨，故下文以小便別之。若小便色白者，則是寒症。少陰病形悉具，小便白者，以下焦虛有寒，不能制水，故令色白也。

〔廿四〕病人脈陰陽俱緊，似太陽傷寒脈。反汗出者，亡陽也。太陽應無汗，而反汗出，則是直中少陰亡陽症，而緊之必兼沉遲，不若太陽之兼浮數可知矣。此屬少陰，法當咽痛而復吐利。寒逼陽上浮則咽痛而吐，寒下逼則利。

〔廿五〕少陰病，脈微，不可發汗，亡陽故也。陽已虛，尺脈弱濇者，復不可下之。陽虛陰亦乏，故皆不可。

〔廿六〕少陰負趺陽者，為順也。負，勝負之負。少陰趺陽，皆以脈言，謂趺陽脈勝于少陰脈也。蓋少陰之緊去，而趺陽之緩來，則脾胃陽回，而腎寒自退矣。

此上各條，論寒證。

〔廿七〕少陰病，脉細沉數，病爲在裏，不可發汗。（熱症必舌乾口燥而渴，經文可考。）

〔廿八〕少陰病，咳而下利，譫語者，被火氣刼故也，小便必難，以强責少陰汗也。

〔廿九〕少陰病，但厥無汗，（熱深入內。）而强發之，必動其血，未知從何道出，或從口鼻，或從目出，（目上當有耳字。）是名下厥上竭，（厥逆也。血本下行，上出則逆，出則竭矣。）爲難治。

〔三十〕少陰病，下利，咽痛，胸滿，心煩者，（少陰脉循喉，其支者從肺出絡心，注胸中。）猪膚湯主之。（利則陰亡而燥涸。戍氏曰：猪膚入腎清熱，加蜜潤燥，白粉益氣斷利。）

〔三一〕少陰病，得之二三日已上，心中煩，不得臥。（先本欲寐，後反不臥。）

也。黃連阿膠湯主之。

〔二三〕少陰病。四逆。其人或咳。或悸。（火乘心動）或小便不利。或腹中痛。或泄利下重者。四逆散主之。（四逆不至于厥。熱未甚深。故用此湯爲和解。如少陽之有小柴胡也。）

〔三三〕少陰病。下利。六七日。咳而嘔渴。心煩。不得眠者。猪苓湯主之。（此熱挾水飲之症。）

〔四三〕少陰病。得之二三日。口燥（與口中和異矣。初起便如此。則熱盛可知。）咽乾者。急下之。宜大承氣湯。

〔五三〕少陰病。自利清水。（屎結不下。故但利水。）色純青。（熱應黃而純青者。以熱邪急暴。色未及變。而卽下也。）心下（卽腹）必痛。口乾燥者。急下之。宜大承氣湯。

三六 少陰病，六七日，腹脹不大便者，急下之，宜大承氣湯。

三七 少陰病，六七日，息高者死。氣奔出不返，腎主納氣，腎絶，有出無納也。○六七日字見是傳經熱証。

此上各條，論熱症。已上寒熱二症，皆由經入裏者。若其邪止在經而不關裏者，見後。

三八 少陰病，得之二三日，猶言初起耳，不必泥。麻黃附子甘草湯微發汗，以二三日無裏証，故微發汗也。此及下條乃寒邪由太陽直入少陰之經，未及于裏者也。

三九 少陰病，始得之，反發熱，脉沉者，麻黃附子細辛湯主之。邪得直中，陽虛可知。然猶能發熱，陽非全無可知。陽能拒邪而發熱，則邪止在經，未入于臟，可知在經宜汗。細辛本經汗藥，加麻黃者，太陽少陰相為表裏，邪須由太陽出也。用附子者，助陽溫經，以托邪，使邪去而陽不亡也此與太陽篇第三十七條同彼條有頭痛故屬太陽此無故屬少陰太陽脉應浮而反沉少陰不應發熱而反發熱是皆相反但此之反正佳以邪尚在經未入臟也彼之反則不宜以邪在表而裏虛可危也張景岳云可見陽經有當溫者四逆湯以生附配乾薑補中自有散意陰經有當表者此湯以熟附配麻黃發中亦有補意

〔四十〕少陰病二三日咽痛者可與甘草湯不差者可與桔梗湯 咽痛外無別症是熱止在經上行攻咽耳甘草性涼解毒緩痛若不差則經氣閉而熱不散也故加桔梗以開之此不多用寒涼之品可見裏無熱而熱止在經矣○此及下三條乃熱邪止在于經不及裏或裏熱還表者

〔四一〕少陰病咽中痛半夏散及湯主之 此經熱挾痰攻咽故用半夏除痰桂枝散邪不避辛熱者以經熱由風寒外閉外解熱自泄耳然當酌用 少陰病咽中傷生瘡

不能言語聲不出者，較前更甚，則桂枝之熱不宜用。苦酒湯主之。半夏滌痰，雞子潤咽，苦酒斂瘡消腫，以清陰熱。

〔四二〕少陰病，八九日，一身手足盡熱者，以熱在膀胱，必便血也。發熱則邪還于表，雖爲佳兆，但熱甚必動血。此與太陽篇膀胱血症同，而屬之少陰者，彼乃本經傳本府，此爲腎經移熱也。便血即尿血。

〔四三〕少陰中風，陽浮分微，陰沉分浮，爲欲愈。少陰之脉沉在陰分者，今轉而浮起，是邪還于表也。還于浮分而微，是還表之邪已衰也。

此六修論經病。

〔四四〕少陰病，欲解時，從子至寅上。子丑寅，陽生之候也，陰得陽而邪自解。

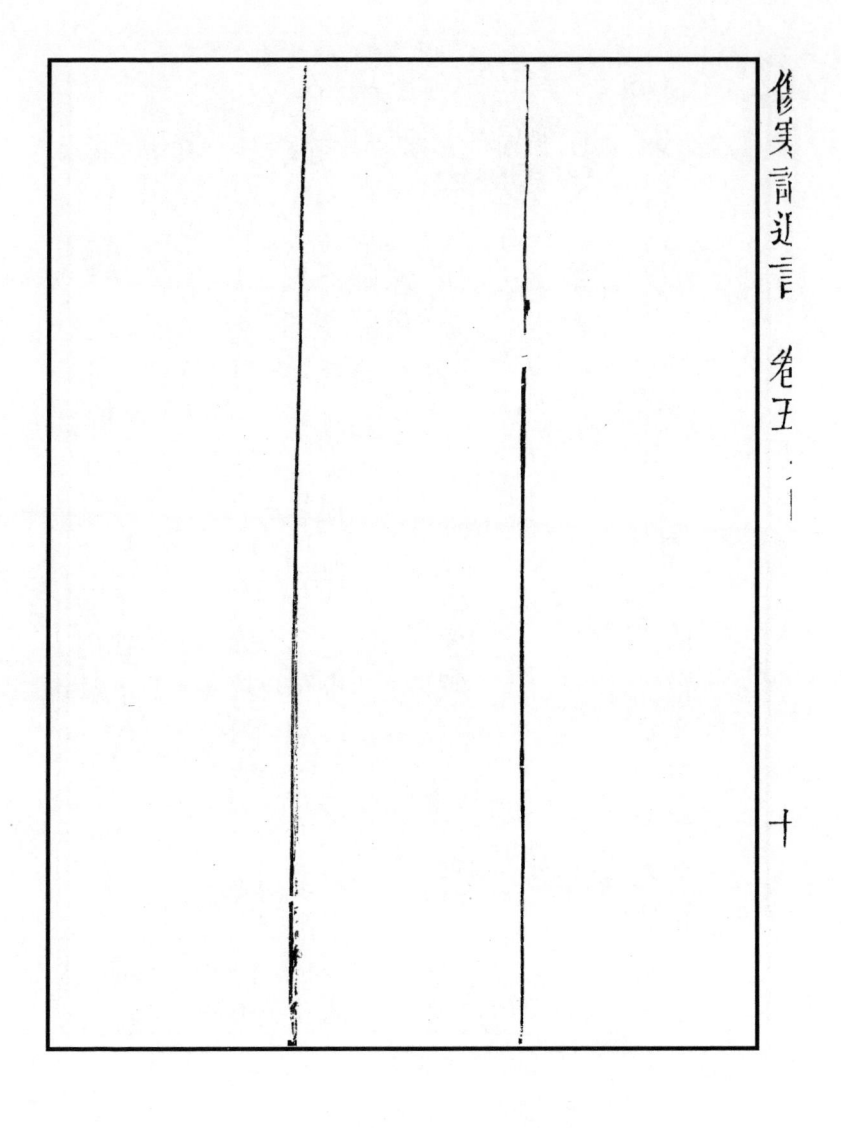

厥陰篇

少陰屬水而主靜，厥陰屬木而主動，邪犯厥陰，熱証則木火通明，眞陰立槁，寒症則雷龍被逼，眞陽陡飛，不比少陰根本雖搖，尚能引日也，故厥利二症，兩篇所同，而但欲寐之與氣撞心，不無動靜之殊，緩急之別矣。

〔一〕厥陰之爲病，消渴，飲水多而小便少也，水爲熱所消耗故爾○寒症則不渴，卽渴亦不能消水。氣上撞心，心中疼熱，熱症固然，寒症亦有，以寒逼火上衝故也。飢，脾胃火燥則飢。而不欲食，食則吐蚘，蚘，胃中虫也，吐蚘有胃寒証，詳太陽廿六條。食則吐，不惟無益，且有損，故不欲。熱症亦有吐蚘者，以火上拒而不能食，蚘久飢，聞食香而上求食，因吐也。戴原禮云，有人陽毒

發黃口瘡咽痛吐蚘皆以冷劑取效

下之利不止寒証下之固不止熱証邪未入胃下則胃虛邪注邪不盡亦不止也

此揭厥陰病証三陰首條揭症雖俱兼寒熱說而重然內經止就傳經熱症言仲景則兼直中立說故挈症並舉寒熱耳厥陰熱症固熱而寒証亦不純寒以邪深入必逼其眞火上浮下雖寒而上亦熱也或問少陰篇言陽浮豈少陰無上熱乎日仲景原是三陰互發非入少陰篇者便無與于厥陰也如腹痛自利太陰症也而少陰厥陰篇亦言之要之雖見于少厥篇而此症自屬之太陰也胃實爲陽明症而三陰篇亦言之要之雖見于三陰而胃實自屬陽明也則厥陰之雷龍飛越雖見于少陰篇而此症自屬厥陰矣蓋均一火也靜而藏則屬腎動而飛則屬肝界限自別也不然三陰各症篇篇互見何從而分其爲太少厥哉

（二）傷寒脉促陽脫越故脉急促王海藏云陰症危候手脉有一息八至以上或不可數是促也

足厥逆者可灸之。常器之云：灸太衝穴。

〔三〕諸四逆厥者，不可下之。寒厥固忌下，熱厥而未入胃者，亦但當清而不可下。虛家亦然。此句以雜症言。虛人陽微，手足常冷。凡厥者，陰陽氣不相順接，便爲厥。凡人陽中有陰，陰中有陽，是爲接。陽居外，陰居內，爲順。以熱厥言，陽反居內，陰反居外，是不順也。陽自內熱，陰自外寒，是不接也。以寒症言，陰寒之極，加于手表之陽分，是不順也。陽氣不達于四支，是不接也。又手經三陽三陰相接于手，足經三陽三陰相接于足，厥逆則手足無陽，而不與陰接，陽不衛外而失溫，是不順也。厥者，手足逆冷是也。寒厥則無陽而冷，熱厥則陽內入而外亦冷。再詳第二十六條。

〔四〕手足厥寒，脈細欲絕者，此經寒而臟不寒之症。當歸四逆湯主之。若其人內有久寒者，當歸四逆加吳茱萸生薑湯主之。此陽虛而陰亦必不足，故加當歸芍藥；即有久寒，亦但用吳茱萸生薑，不用附子乾薑也。○寒則凝結不通。故用桂枝細辛通草。

[五]傷寒脉微而厥。至七八日膚冷。不但手足冷矣。其人躁無暫安時者。此爲藏厥。是藏寒極而厥。非蚘厥也。蚘厥者。其人當吐蚘。令病者靜而復時煩。煩有靜時。不似藏厥之躁無暫安矣。此爲藏寒。此句當在藏厥句下。明藏厥之爲藏寒也。一說爲當作非。蚘上入其膈。蚘上求食也。故煩。蚘動則心煩悶。須臾復止。蚘伏則止。此釋靜而時煩之義。得食而嘔又煩者。蚘聞食臭出。其人當自吐蚘。此釋吐蚘之義。蚘厥者。烏梅丸主之。觀每服止十九。梧桐子大。可知此丸專爲治虫之用。非治厥陰傷寒也。以其通治寒熱之虫。故寒熱並用。昧者不察。遂謂厥陰寒熱夾雜。謬矣。○吐蚘須安蚘。切勿用甘草甜物。蓋蚘得苦則安。酸則止。辛則伏。而得甘則動也。又主久利。以酸收也。寒利宜之。

〔六〕傷寒六七日，脉微，手足厥冷，煩躁，灸厥陰，厥不還者死。灸太衝亦宜灸關元氣海。

〔七〕病者手足厥冷，言我不結胸，陰邪不結陽位。小腹滿，按之痛者，此冷結在膀胱關元也。關元在臍下三寸，足三陰任脉之會，膀胱所居也。○小腹滿囊縮，若見煩渴等熱症，當用四逆散、承氣湯；若見陰症，宜當歸四逆加吳茱萸湯。又論中有少腹滿，按之痛，小便自利者，是血結膀胱症；不利者，是水結膀胱症；手足熱，小便赤澁者，是熱結膀胱症。此云冷結膀胱，必小便數而白，不但手足厥冷也。

〔八〕嘔而脉弱，裏寒上逆。小便復利，裏寒之驗。身有微熱，格陽之徵。見厥者難治，四逆湯主之。

〔九〕大汗出，熱不去，邪未解也。內拘急，四支疼，又下利厥逆而惡寒者。外熱雖未解。而陽已虛于裏。中寒寔甚矣。四逆湯主之。溫中散寒。

十 大汗若大下。利而厥冷者。四逆湯主之。

十一 傷寒本自寒下。寒症下利也。然詳治法。乃下寒而上熱者。醫復吐下之。意吐可以升提下陷。故吐之。又可通因通用。故下之也。不知吐則上焦之熱愈升。下焦之寒益甚。而成寒格矣。寒格。下寒格熱于上也。更逆吐下。醫吐下之已逆矣。因而吐下不止。為更逆。若飲食入口即吐。拒格甚矣。乾薑黃連黃芩人參湯主之。上熱下寒。故兼治之。

十二 下利脈沉而遲。其人面少赤。戴陽也。身有微熱。表陽尚存。故被寒鬱。猶能發熱。此句言表未解。下利清穀。必鬱冒。汗出乃解。病人必微厥。虛寒之人。表熱一去。則全體皆寒。故必厥。所以然者。其面戴陽。下虛故也。

十三 下利清穀。裏寒外熱。汗出而厥者。通脈四逆湯主之。

此互上條然上條戴陽應予湯中加葱解見少陰篇第十七條

〔十四〕下利手足厥冷無脈者灸之不溫若脈不還反微喘者死

〔十五〕下利后脈絕手足厥冷晬時脈還手足溫者生脈不還者死

〔十六〕傷寒先厥後發熱而利者必自止先厥而利寒也發熱則陽回故利止見厥復利

〔十七〕傷寒六七日不利便發熱而利其人汗出不止者死有陰無陽故也寒中厥陰六七日其厥必不免可知然不利則陽氣未敗猶可支吾乃內外俱脫其死必矣○發熱爲格陽與上條陽回不同

〔十八〕下利清穀，不可攻表，汗出必脹滿。陽外出則內失運也。

〔十九〕下利腹脹滿，身體疼痛者，先溫其裏，乃攻其表。溫裏宜四逆湯，攻表宜桂枝湯。

〔二十〕傷寒下利日十餘行，脈反實者死。實者弦硬而不柔緩，胃氣絕也。

〔廿一〕傷寒厥而心下悸者，句下當有以飲水多四字。宜先治水，當用茯苓甘草湯，却治其厥。不爾，水漬入胃，必作利也。汪苓山謂此熱症消渴飲水太多，因胃有積水，陽氣不能四布，故用薑桂從治。又云入胃當作入腸說，亦通。

〔廿二〕傷寒四五日，腹中痛，轉氣下趨少腹者，此欲自利也。上條利之源，此條利之候，俱兼寒熱症說。

〔廿三〕傷寒大吐大下之，極虛復極汗出者，以其人外氣怫鬱。面色紅赤也。詳併病篇。復與之水以發其汗。陽外浮而怫鬱。誤以爲表未解。又以爲胃熱燥涸之極。因與水以爲汗地也。因得噦也。乾嘔所以然者胃中寒冷故也。

廿四　乾嘔吐涎沫。陰寒上逆。頭痛者。吳茱萸湯主之。下其逆氣。嘔家有癰膿者。不可治嘔。膿盡自愈。

廿五　傷寒脉遲六七日。金鑑謂六七日下當有厥而下利四字。而反與黃芩湯徹其熱。若脉數則厥利爲熱症。此湯宜矣。脉遲爲寒。今與黃芩湯除其熱。腹中即胃應冷。當不能食。今反能食。此名除中。必死。除中解見下第三十二條。

此上各條。論寒証。

廿六 傷寒一二日，病在太陽陽明經時。至四五日，病在太陰少陰經時。而厥者，而字是轉症之辭，蓋言此時而後厥也，則前此之但發熱不厥可知○四五日熱深而厥宜矣，一二日熱淺亦厥何也？曰：太陽傳厥陰，古人謂之首尾傳，此必熱勢之驟而盛者耳。必發熱，厥爲熱內入，然熱乃陽邪，性本向外，豈能久欝于內不發乎？故斷曰必也。傳經熱症固然，直中陰經亦爾，蓋經雖受寒致厥，而臟腑之氣亦必欝而發熱也。若直中臟腑之厥，則純陰無陽，有厥無熱，非藉熱藥回陽，或格陽外出，斷無發熱之事矣。前熱者後必厥，熱不外散而內入，陽欝于裏而不宣于四支，故厥。蓋熱在陽經，則手足熱；入太陰則溫，少陰則逆而不溫，厥陰則且冷矣○傳經陽厥發熱時支體皆熱，厥時則支冷而身溫，不若直中陰厥之身併冷也。然陰厥不甚者，亦未至身并冷，觀第五條言膚冷爲臟厥重症可見○陰厥冷過肘膝，陽厥不過。又陰厥爪甲帶青，陽厥爪甲微紅，故曰二厥須看指甲。又陽厥有時乍溫，陰厥常冷。厥深者熱亦深，厥微者熱亦微，厥應下之，第三條云不可下，此言可下，必熱之已入于胃而可

下也而反發汗者必口傷赤爛厥陰脉循頰環唇內

〔廿七〕傷寒五六日不結胸依金鑑作不大便爲是腹濡胃非實脉虛血少復厥者不可下此爲亡血亡血內燥故不大便大汗後產後久不大便皆然下之則死則可下者之必腹硬脉實可知

〔廿八〕傷寒脉滑洪數之意而厥者裏有熱也白虎湯主之觀此則熱未入胃之厥當清不當下矣○此條當入陽明叔和以有厥症因混入厥陰不知陽明熱極未嘗不厥也然厥陰厥熱在胃者有矣故姑仍之

〔廿九〕傷寒病厥五日熱亦五日設六日當復厥不厥者自愈厥終不過五日以熱五日故知自愈熱則邪還于表而不內入也日數相當見無偏勝意勿泥一說先厥後熱陰症也陰症何能發熱以其人陽氣尚能敵陰故往復相勝耳亦通

〔十三〕傷寒發熱四日，厥反三日，復熱四日，厥少熱多，其病當愈。四日至七日熱不除者，必便膿血。太過則熱逼經血下出。

〔一三〕傷寒厥四日，熱反三日，復厥五日，其病爲進。寒多熱少，陽氣退，故爲進也。退者縮入于裏而不外出也。或云此爲寒厥，故云陽退，亦通。○此與上二十九條，寒熱皆可說，所以繫此者，以類相次耳。

〔二三〕傷寒始發熱六日，厥反九日而利。熱逼下利。凡厥利兼寒熱言。當不能食。寒症則胃冷而不能食，熱症則胃陽由利下陷，亦胃弱而不能食也。今反能食者，恐爲除中。中，胃陽也。胃陽下陷，胃弱本不能食，若陽竟下陷，則胃氣消除，因而求食自救。凡人將死而反能食者，即此義也。然陽復則亦能食，未定其爲除中否，故曰恐爲除中。食以索餅，不發熱者，不字衍。或云不發謂不暴發也。然終必發，觀下文自明。知胃氣尚在，必愈。

以發熱知爲陽復也恐暴熱來出出卽來謂來而出見于寸口也而復去也後二日脈之脈之下當有而數字其熱續在者期之旦日夜半愈又慮發熱不久卽去爲燈將滅而復明是發熱非陽復之熱乃陽脫之熱也然陽脫之熱其來必暴而旋卽散去今來既徐徐而二日尚在則非陽脫之熱而爲邪還于表之熱可知所以然者本發熱六日厥反九日復發熱三日并前六日亦爲九日與厥相應故期之旦日夜半愈後三日脈之而脈數其熱不罷者此爲熱氣有餘必發癰膿也又熱三日則太過矣○餅麪餅索當作素

〔三三〕傷寒先厥後發熱下利必自止此寒症解見第十六條與下文所言熱症不合疑爲錯簡或先字衍也而反反字疑衍汗出熱雖外解咽中痛者而復上攻其喉爲痺發熱無汗而利必自止發熱則邪還表而利止不必定有汗若不

止必便膿血然無汗則熱終不解恐仍盛于裏利不止則津液竭而血亦被逼也便膿血者其喉不痺邪下行則不上干

〔三四〕下利有微熱而渴熱向外復向上矣脈弱者熱邪又衰令自愈利自止也下利脈數而渴者令自愈脈數而渴熱未解也何以自愈必有缺文設不差必圊膿血以有熱故也以脈數熱盛也下利脈數有微熱汗出邪已解脈必轉弱矣令自愈設復緊為未解數熱脈緊寒此互上文言過熱不可而寒亦不可也然何以復緊豈重感風寒或寒劑太過耶一說緊對弱言復緊謂又復不弱也亦通

〔三五〕傷寒熱少厥微指頭寒不過指頭寒則厥微熱亦微矣默默不欲食厥陰脈挾胃煩躁數日小便利色白者此熱除也欲得食其病為愈若厥而嘔胸脇煩滿者其後必便血便血可用犀角地黃

湯。

三六 傷寒發熱下利厥逆躁不得臥者死。虛陽躁擾欲脫。

三七 傷寒發熱下利至甚厥不止者死。厥利甚雖不煩躁亦必死。下條厥雖久。而利未甚。故不言死。

三八 發熱而厥七日。下利者爲難治。已上三條。皆先發熱後乃厥利。故屬陽症。然作陰症看亦得。

三九 利下寸脈反浮數。邪還表。且上行。尺中脈濇者必圊膿血。邪不下陷。尺脈應和。今濇。知陰已傷而便血也。

四十 下利脈沉弦者。脾胃傷。則脈失其和緩而强硬。下重也。即痢症之後重。脈大者爲未止。脈微弱數者爲欲自止。雖發熱不死。痢惡發熱。蓋裏熱熾盛而達于表者死。故脈大發熱爲重症。今脈微弱。即兼數亦不甚。則發熱乃係邪還于表。故不死也。

〔四一〕熱利下重者。白頭翁湯主之。條互上

〔四二〕下利欲飲水者。熱利奪液。故渴。以有熱也。白頭翁湯主之。

〔四三〕下利讝語者。有燥屎也。宜小承氣湯。按其臍腹必痛。

〔四四〕下利後更煩。按之心下濡者。爲虛煩也。宜梔子豉湯。吐。其上浮之餘熱。若不濡而痞硬。則爲實煩。當用瀉心湯矣。

〔四五〕傷寒六七日。大下後。寸脈因尺脈不至。故獨言寸脈。沉陽陷陰中。而遲。遲。當作濇。血涸也。觀下方可知。手足厥逆。熱入于內故厥。亦由下寒。下部脈不至。陰分亦竭。由泄利不止也。咽喉不利。唾膿血。熱逼上焦。泄利不止者。由硝黃之寒所傷也。爲難治。寒熱夾雜也。麻黃升麻湯主之。升麻以升清潤之品于上焦。又所以

升下陷之陽也。未汗則表未解。故用麻杜。但陷入之熱多于表。而脉沉支厥唾膿血。故涼藥獨多。

〔四六〕傷寒噦。（厥陰脉抵少腹。挾胃上頏顙。逆氣從少腹起。由胃上出咽顙也。）而腹滿。視其前後。（前後大小便也。）知何部不利。利之則愈。（此因二便不通。下焦氣閉。時或上冲而噦。利之則氣通而自止。）

〔四七〕厥陰病。欲飲水者。少少與之愈。（少與以解熱。多則水停爲患。愈字疑衍。）

此上各條論熱証。

〔四八〕厥陰中風。脉微浮爲欲愈。不浮爲未愈。（詳少陰第四十三條。）

〔四九〕嘔而發熱者。小柴胡湯主之。（邪傳少陽經矣。）

此二條論經病。

〔五十〕厥陰病。欲解時。從丑至卯上。（丑寅卯。厥陰旺時。）

卷六

汗吐下可不可篇　瘥後勞復　陰陽易病

痓濕暍篇　霍亂　溫病

辨脉法　平脉法

傷寒論近言卷六

傷寒論近言卷之六

南海何夢瑤報之輯

汗吐下可不可篇

夫以爲疾病至急，倉卒尋求，按要者難得，故重集諸可與不可與方治，比之三陰三陽篇中，此易見也。又時有不止是三陰三陽，出在諸可與不可與中也。此二句，猶言六經篇所未言者，出在此可與不可與篇也。

不可汗

脉濡浮而無力而弱，沉而無力弱反在關，濡反在巔，金鑑：巔，浮分也。二句言關脉沉弱而浮濡。一說：巔即下文所謂在上，合下二句，言關弱、寸微、濡尺濇也。微反在上，寸也。濇反在下。尺也。關胃氣所主。不應濡弱而濡弱。故曰反。寸陽部也。不應微。尺主血。不應濇。故亦曰反。微則陽氣不足。濇則無血。陽氣反微。中風汗出而反躁煩。陽微不應躁煩。以陰虛故煩躁。濇則無血。厥而且寒。陰虛應內熱。以無陽故寒厥。陽微發汗。躁不得眠。此及下條絕無一語照顧濡弱二字。必有脫誤。

脉濡而弱。弱反在關。濡反在巔。弦反在上。寸也。弦爲木邪。寸見弦少陽火上升也。○濡與弦相反。豈得並見。竊疑首三句乃衍文。微反在下。尺微爲腎寒。弦爲陽運。眩運。微爲陰寒。上實下虛。有痰。意欲得溫。微弦爲虛。不可發汗。發汗則寒慄。不能自還。還復溫也。

諸脉得數動微弱者。數動而兼微弱則津液少。不可發汗。發汗則大便難。腹中乾。胃躁而煩。其形相像。根本異源。言脉之動數似實熱便難亦像胃實。究其根本。實係微弱。虛實自異耳。

厥。脈緊。則內寒矣。不可發汗。發汗則聲亂。神脫則鄭聲。咽嘶舌萎。聲不得前。氣微也。

動氣在右。右臍右主肺。動氣築築然跳動也。肺氣素虛。故浮動。不可發汗。發汗則衄。肺氣虛則心火乘之。發汗則火愈熾。逼血于上。而渴。心苦煩。飲即吐水。肺失治節。不能通調水道。故飲水即吐。

動氣在左。肝氣。不可發汗。發汗則頭眩。肝氣上冒。汗不止。肝氣疏泄。筋惕肉瞤。筋絡失養。

動氣在上。心氣。不可發汗。發汗則氣上衝。心氣虛而腎寒上凌也。正在心端。

動氣在下。腎氣不可發汗。發汗則無汗。腎水虛竭心中大煩。無水火得肆也骨節苦疼。腎主骨無所滋養故疼目運。肝氣亦動惡寒。食則反吐。穀不得前。脾胃乾燥不能納食咽中閉塞。少陰上通于咽陰火上干則痰氣塞窒不可發汗。發汗則吐血。陰經無汗强逼之則動其血氣欲絶。手足厥冷。欲得踡臥。不能自溫。陰亡陽亦隨亡矣

欬者則劇。承上諸虛症諸虛脈而言若兼見欬欬則劇也所謂內傷見欬嗽爲重數吐涎沫。咽中必乾。小便不利。上乾下涸心中飢煩。陰虛內熱晬時而發。其形似瘧。有寒無熱。虛而寒慄。陽亦並虛欬而發汗。踡而苦滿。腹中復堅。若以爲感寒之欬而發汗則表陽虛而踡臥裏陽虛不運而滿且陰凝而堅矣

欬而小便利若失小便者便之利如不知而遺失一般此金寒于上不能攝水之症亦腎陽虛而膀胱之氣不固也不可發汗汗出則四支厥逆冷陽益亡也

諸逆發汗謂發汗之逆于理者病微者難差劇者言亂陽脫見鬼意目眩者死陰脫目盲意命將難全

傷寒頭痛翕翕發熱形像中風常微汗出自嘔者下之益煩熱入于內心中懊憹如飢如飢而不能食以下之則胃虛故飢熱入胃滿故又不肌也發汗亡液則致痙筋脈失養身強難以屈伸熏之則發黃火逼則血溢液蒸于外不得小便灸則發欬唾火氣上攻

可汗

大法春夏宜發汗春夏陽氣出表故宜汗然不必泥

凡發汗。欲令手足俱周。時出似漐漐然。一時間許。益佳。不可令如水淋漓。若病不解。當重發汗。汗多必亡陽。陽虛不得重發汗也。

凡服湯發汗。中病即止。不必盡劑。

凡云可發汗。無湯者。丸散亦可用。要以汗出爲解。然不如湯隨症良驗。

夫病。脉浮大。問病者言。但便硬耳。設利者。爲大逆。（邪內陷也）硬爲實。（內不虛也。則足以托邪。）汗出而解。何以故。脉浮。當以汗解

下利後。身疼痛。淸便自調者。（無裏症可知）急當救表。宜桂枝湯發汗。（詳見太陽篇第百十七條）

汗後証治

發汗多，亡陽亡津液也。譫語者，不可下。此津枯致燥之譫語，非熱盛內實之譫語，故不可下。與柴胡桂枝湯。審非實結，故但從和解，加桂枝者，必太陽之邪尚在耳。和其營衛，表解則營衛和。以通津液，熱清則津液不復燥結。後自愈。

不可吐

本篇凡四証，已具太陽篇中。

可吐

大法春宜吐。春氣上升，吐易出，然勿泥。

凡吐用湯，中病則止，不必盡劑也。

病胸上諸實，或痰或食或熱或寒之類。胸中鬱鬱而痛，不能食，欲使人按之。氣滯不舒之故。而反有涎唾。得按而上溢。則內有停飲可知。下利日十餘行。其脉反遲。寸口脉微滑。利多則氣弱。故脉遲。然邪在上。故雖利不去。脉雖遲而仍微帶滑也。此可吐之。吐之利卽止。

宿食在上脘者。當吐之。痛在胸膈。自欲吐者。是若在心下爲中脘。欲吐欲不吐。則或吐或下之。若在臍上爲下脘。自不欲吐。則當下。

病人手足厥冷。脉乍結。以客氣在胸中。心下滿而煩。欲食不能食者。病在胸中。當吐之。乍結。不同于氣血虛衰。不能流行之常結。乃邪阻而暫結耳。邪阻氣不外達。故支厥。心下滿。氣不舒暢。故煩。

不可下

脉濡而弱。弱反在關。濡反在巔。微反在上。濇反在下。微則陽氣不足。濇則無血。陽氣反微。中風汗出而反躁煩。濇則無血。厥而且寒。陽微不可下。下之則心下痞硬。解見本篇第一條。

脉濡而弱。弱反在關。濡反在巔。弦反在上。微反在下。弦爲陽運。微爲陰寒。上實下虛。意欲得溫。微弦爲虛。虛者不可下也。解見本篇第二條。

脉濡而弱。弱反在關。濡反在巔。浮反在上。數反在下。數則六脉皆數。無尺獨數之理。數當作濇爲是。浮爲陽虛。數爲無血。浮爲虛。數爲熱。浮爲虛。四句當是衍文。自汗出而惡寒。數爲痛。血虛者身必痛。振寒而慄。句承惡寒來言。不特惡寒。且振慄也。以氣血兼虛之故。微弱在關。胸下爲急。

中氣虛故喘急喘汗而不得呼吸呼吸之中痛在于脇振寒相搏形如瘧狀此五句總承上文醫反下之故令脈數觀此句是數因下致可知上文數字之誤發熱狂走見鬼脈數發熱虛陽浮動也狂走見鬼陽欲脫也心下爲痞陽虛不運也小便淋漓陽虛不攝從氣脫也小腹甚硬小便則尿血也氣不攝血血脫壅塞小腹故硬尿血從血脫也脈濡而緊浮濡而沉緊也然濡緊相反無並見之理濡則衛氣微緊則營中寒陽微衛中風發熱而惡寒營緊胃氣冷微嘔心內煩醫謂有大熱解肌而發汗亡陽虛煩躁心下苦痞堅無陽以運表裏俱虛竭卒起而頭眩客熱在皮膚悵怏不得眠不知胃氣冷緊寒在關元技巧無所施汲水灌其身客

熱因時罷，慄慄而振寒，重被而覆之，汗出而冒巔，當作顛仆之顛。體惕而又振，小便爲微難，寒氣因水發，清穀不容閒，下利不止也。嘔變，嘔出之物味變。反腸出，褪肛。顛倒不得安，手足爲微逆，身冷而內煩，遲欲從後救，安可復追還。

脈浮而大，浮大當作大浮。爲氣實，大浮當作浮大。爲血虛，血虛爲無陰，孤陽，血虛則內之所餘者孤陽之熱氣耳。獨下陰部者，小便當赤而難，胞中當虛，耗當虛。今反小便利，內陽從下泄。而大汗出，又從外散。法應衛家當微，今反更實，津液四射，外泄之猛津液營併出有似乎實。竭血盡乾，煩而不得眠，血薄肉消，而成暴液，汗液之出甚暴，即上所云四射也。醫復以毒藥攻其胃，此爲重虛，客陽去有期，必下如汚泥而死。敗血之類。

傷寒脉陰陽俱緊、惡寒、發熱。太陽表證也。則脉欲厥。厥者脉初來大、漸漸小、更來漸漸大。是其候也。若係寒證、微陽爲外寒所逼、漸縮漸退、久之又復、故脉亦應之。若係熱症、則亦如之。若熱厥之手足乍冷乍溫是也。如此者、惡寒甚者、是內寒症。翕翕汗出、陽微則不能外衛故也。喉中痛。內寒逼虛熱上浮、此少陰寒厥。若熱多者、是熱證。目赤脉多、睛不慧。此陽熱厥。明醫復發之、咽中有傷。生瘡也。虛火上炎。若復下之、則兩目閉。寒證則微陽被奪、不上開于目。熱證則陰脫而目盲。寒多者便清穀、熱多者便膿血。若薰之則身發黃、若熨之則咽躁。若小便利者、可灸之。小便難者爲危殆。陰氣已竭。

傷寒發熱、表熱矣、口中勃勃氣出、內亦熱矣、頭痛目黃、衄不可制、貪水者必嘔、水與熱搏故、惡水者厥、此句以寒証言、若下之、咽中生瘡、表熱陷入上逆、假令手足溫者、其熱本盛可知、必下重便膿血、下之熱內陷下迫、此承首二句來、頭痛目黃者、不言衄不可制、省文也、若下之、則兩目閉、血與液並枯、隱澁難開、貪水者、若下之、其脈必厥、貪當作惡、其聲嚶、微細也、咽喉塞、陰凝于上、若發汗、則戰慄、陰陽俱虛、惡水者、三字衍、若下之、則裏冷、不嗜食、大便完穀出、若發汗、句上當有貪水者三字、則口中傷、口瘡、舌上白胎、煩躁、脈數實、不大便、六七日後、必便血、若發汗、三字衍、則小便自利也、貪水屬血熱、發汗陰益傷、故口瘡舌胎等燥涸之証兼見、自利當作不利、微。脉微陽虛則爲欬。寒欬欬則吐涎。是寒飲非熱痰下之則欬止。而利因不休。利不休。則胸中如虫齧。濁陰窒塞胸中阻礙氣道故如虫咬隱隱覺痛之意或云此卽蚘証粥入則出。小便不利。中焦痞塞不運故上格下關兩脇拘急。肝寒喘息爲難。頸背相引。强痛臂則不仁。麻木弦硬極寒反出汗。身冷若水。陽亡矣眼睛不慧。語言不休。神亂矣而穀食多入。前粥入則出而今反能食此爲除中。口雖欲言。舌不得前。寒則舌本筋脉亦强硬不運。

脉數者。久數不止。止止上當有不字則邪結。一說止謂歇至數而止促脉也正氣不能復。壯火食氣也邪氣却結于臟。故邪氣之與皮毛相得。言邪氣從內而淫外也脉數者不可下。下之必煩。利不止。此明邪在藏不在胃亦不宜下也。

脉浮大應發汗。醫反下之。此爲大逆。

動氣在右。肺虛不可下。下之則津液內竭。肺氣不化也咽燥鼻乾頭眩心悸也。肺金失其清肅下行之權故濁火上升

動氣在左。肝虛不可下。下之則腹內拘急。肝氣益寒筋脉拘急食不下。木病妨土動氣更劇。雖有身熱。臥則欲踡。

動氣在上。心虛不可下。下之則掌握熱。猶云掌心熱煩。身上浮冷。句疑衍熱汗自泄。心血虛心火浮越欲得水自灌。

動氣在下。腎虛不可下。下之則腹脹滿。命門火虛無以生土脾不運卒起頭眩。下虛火上沖食則下清穀。心下痞也。

咽中閉塞者。腎寒氣不上通也。不可下。下之則上輕下重。當是上重下輕。水漿不下。臥則欲踡。身急痛。下利日數十行。

諸外實者不可下。有表邪也。下之則發微熱。熱內陷故外熱微。亡脈厥者。陽內陷已深故手足厥冷無脈。當臍握熱。握團結不散之意。

諸虛者不可下。下之則大渴。求水者易愈。惡水者劇。諸虛者陰精陽液並虛也。故下之則大渴。求水者陰雖亡而陽猶存。惡水者則並陽亦亡。故有愈劇之分。

太陽病外證未解。不可下。下之爲逆。

病欲吐者。邪在上焦。不可下。嘔多。邪在少陽。雖有陽明證。不可攻之。

夫病陽多者熱。下之則硬。熱多尚屬表症。下之則引熱內陷。津液被耗。而便因硬也。

無陽陰强。大便硬者。下之。必清穀腹滿。無陽陰强。陰結病也。

傷寒發熱頭痛。微汗出。此下當有不惡寒三字。蓋溫病或陽明症也。發汗則不識人。熱甚神昏也。熏之則喘。火氣上逆也。不得小便。心腹滿。下之則短氣。氣傷。小便難。液傷。頭痛背强。加溫針則衄。系溫病條。

下利脉大者。虛也。以其强下之故也。設脉浮革。因爾腸鳴者。屬當歸四逆湯。脉大者虛。即浮革之謂。此不當下。若强下之。則中益虛寒。而下利不止矣。夫虛寒。但腸鳴。未必即下利也。其下利則以强下之故也。因言設今後遇此。使當以當歸四逆治之。

可下

大法秋宜下。秋氣降斂。故宜下也。勿泥。

凡服下藥用湯勝丸。中病即止。不必盡劑。

下利三部脉皆平。正不傷可知。按之心下硬者。邪實可知。急下之宜大承氣湯。

下利脉遲而滑者。內實也。利未欲止。當下之。宜大承氣湯。滑爲宿食痰飲之停阻。氣阻故遲。非虛寒之遲。

問曰。人病有宿食者。何以別之。師曰。寸口脉浮而大。按之反濇。尺中亦微當作大。而濇。故知有宿食。當下之。宜大承氣湯。上條以滑爲宿食。此以濇爲宿食。蓋食停而痰生則滑。食停而氣阻則濇也。寸尺該關在內。

下利不欲食者。傷食惡食。故不欲食。與不能食者自別。以有宿食故也。當下之。宜大承氣湯。

下利差後。至其年月日時復發者。以病不盡故也。當下

之宜大承氣湯

下利脈反滑當有所去下之乃愈宜大承氣湯

病腹中滿痛者此爲實也當下之宜大承氣湯

傷寒後脈沉沉者內實也下解之宜大柴胡湯上言承氣此言大柴胡互文以聽擇用也

脈雙弦兩手俱弦也而遲弦遲爲痰飲之停阻者必心下硬金鑑謂此肝邪挾寒飲傷胃生薑瀉心湯症也不可下心脈大而緊者陽中有陰也陰實邪有形之物也即痰飲之類曰陽中陰者明其爲而緊乃陽症中之實邪可下者也大可以下之宜大承氣湯按弦緊遲大若浮而虛則爲芤脈沉而實則爲牢脈均無可下之理縱處不得不下之勢亦當用熱藥下之豈可用大承氣此必有脫誤耳

差後勞復

大病差後勞復者。枳實梔子豉湯主之。若有宿食者。加大黄如博棊子大五六枚。喻嘉言曰。勞復乃起居作勞。復生餘熱之病。方註作女勞復。大謬。女勞復者。自犯傷寒後之大戒。多死少生。豈有反用上湧下泄之理耶。太陽篇下後身熱。或汗吐下後虛煩無奈。用本湯之苦。以吐徹其邪。此條用之。非取吐法也。乃用苦以發其微汗。正內經火淫所勝。以苦發之之義。觀方中用清漿水七升。空煮四升。然後入藥同煮。全是欲其水之熟而趨下。不至上湧耳。所以又云覆令微似汗。精絕○按熱自內發。已經浮越。故汗以散之。非有表邪也。煮水正取其久于上沸。資其氣以發汗。不令下趨耳。吐不吐在指探與否。不關水也。

傷寒差已後更發熱者。餘邪未盡也。小柴胡湯主之。邪留于半表半裏也。脉浮者。以汗解之。邪留于表也。脉沉實者。以下解之。邪留于裏也。

大病差後從腰以下有水氣者，牡蠣澤瀉散主之。喻嘉言曰：腰以下有水氣者，水漬爲腫也。金匱曰：腰以下腫，當利小便，此定法也。乃大病後脾虛不運，以致水停泛溢，用牡蠣澤瀉散峻攻，何反不顧其虛耶？正因水勢未犯身半以上，急驅其水，所全甚大，設用輕劑，則陰水必襲入陽界，驅之無及。可見活人之事，迂疏輩必不能動中機宜，庸工遇大病後，悉行溫補，自以爲善，孰知其爲鹵莽滅裂哉。○按熱病差後，多有遺熱，溫補使其復熾，熱壅氣滯，多成水腫之証，不可不知。○此湯終不可輕用，勿泥喻說也。

大病差後，喜唾，久不了了者，胃上有寒，寒症差後，胃陽虛，津液不運，多見此。當以丸藥溫之，宜理中丸。

傷寒解後，虛羸少氣，熱傷氣也。氣逆欲吐者，餘熱不清，挾飲上逆。竹葉石膏湯主之。以益虛清熱而散逆氣也。

病人脉已解，而日暮微煩，日暮則胃陽愈弱故也。以病新差，人强與穀，脾胃氣尚弱，不能消穀，故令微煩，損穀則愈。喻嘉言曰：病後精氣久耗，豈惟不能勝藥，并不能勝穀。故損穀則愈，而用藥當思減損可知矣。

陰陽易病

傷寒陰陽易之爲病，其人身體重，少氣，（熱傷氣也。氣困而體重。）少腹裏急，或引陰中拘攣，（邪內攻也。）熱上衝胸，頭重不欲舉，眼中生花，（熱上攻也。）膝脛拘急者，（熱傷筋脉也。）燒裩散主之。（喻嘉言云：病傷寒之人，熱毒藏于氣血中者，漸從表裏解散；惟熱毒藏于精髓中者，無繇發泄，故差後與不病之體交接，男病傳不病之女，女病傳不病之男，所以名爲陰陽易，即交易之義也。燒裩襠爲散者，以其人平昔所出之敗濁同氣相求，服之小便得利，陰頭微腫，陰毒仍從陰竅出耳。）

痓溼暍篇

傷寒所致太陽病。對下痓溼暍之太陽病言。痓溼暍三種宜應別論。言傷寒太陽病與三種太陽病不同。此三種應別論也。○六經之邪皆先犯太陽。故太陽病不止一途。以爲與傷寒相似。故此見之。曰相似則不同可知。○中暍與傷寒冬夏異時。寒熱異氣。自不相混。若痓溼二種。有不因傷寒而發者。亦有因傷寒而發者。宜細與分別。但症見痓溼。則雖因傷寒。亦不得純用傷寒治法矣。

痓痓病在筋。多由火燥血枯。筋脉失榮所致。云屬于風者。風即火耳。微則抽掣。甚則反張。小兒多有之。以小兒純陽。不足于陰也。亦有由于寒溼。寒則抽引。溼漬則寒侵也。詳醫徧。

病身熱火盛則身必熱。足寒上盛則下虛。頸項強急筋拘急也。惡寒火欲外達。惡寒過閉。然亦有不惡寒者。觀下條可見。時頭熱面赤目脉赤皆火上盛之故。然此數症皆傷寒所有不獨痙也。獨頭面搖。卒口禁。筋拘急則頭面口舌之筋絡並抽掣。背反張者。病在太陽筋脈抽掣甚則如弓之反張。痙病也。三者惟痙有之。○按痙不獨太陽明理論云。金匱曰。痙病胸滿口禁。臥不着蓆。腳攣急。必齘齒。與大承氣湯。此屬陽明者也。但陽明經行身之前。無反張之症。此事難知云。頭低視下。手足牽引。肘膝相搆。陽明痙也。往來寒熱。或左右一目牽斜。或左右一手搐搦。脈弦者。少陽痙也。詳醫徧痙門。

太陽病發熱。以發熱而名之曰太陽病。然未定其爲傷寒所致之太陽。抑痙症所致之太陽。脈沉而細者。名曰痙。沉細者。沉取則細也。沉爲陰分。細而兼數。則爲陰血枯竭。發熱脈細。少陰病亦然。未便斷爲痙。以顯上節之症耳。凡人發熱脈必浮洪。當于浮洪中。察其沉分之細否。而顧慮其血液之枯竭可也。若細而兼遲緩。則爲濕凝于內。而發熱爲寒鬱于內矣。太陽病發汗太多。因致痙。亡液則筋失養也。亡血亦然。太陽病發熱無汗。反反字疑衍。惡寒者。

傷寒症也。名曰剛痓。太陽病發熱汗出不惡寒者。溫病也。名曰柔痓。痓病有由傷寒或溫病致者，有自致者。○剛痓者寒症而收引者也。柔者熱症而乾縮者也。

溼詳醫徧溼門。

太陽病發熱也。陽被溼鬱故熱。關節疼痛而煩。溼滯之故。脉沉而細者。此名溼痺。着而不行也。溼痺之候。其人小便不利。溼無從泄。大便反快。溼盛不得從水道去，故反從穀道去。溼家多泄，往往如此。但當利其小便。此症溼邪內盛。

溼家之為病。一身盡疼。發熱。身色如似薰黃也。黃而晦暗。○此症溼邪外發。

溼家。其人但頭汗出。內陽被溼鬱閉，不得外越，故上蒸為汗，但從頭出也。

背强。經絡爲溼所滯。欲得被覆向火。溼盛生寒。若下之早。則噦胸滿。溼熱之氣爲下藥之寒所遏故上冲而噦不運而滿小便不利舌上如胎者。似胎非胎溼氣之浸漬所成也。以丹田有熱胸中有寒。當是丹田有寒胸中有熱以溼上蒸而熱也渴欲得水而不能飲。上熱而下實寒之故則口燥煩也。

溼家下之。額上汗出。微喘。上脘也小便利者死。若下利不止者亦死。下脘也頭汗出原以小便利爲不死蓋氣尚下行則不上脘可知此小便利當是遺失之意非通利之謂

問曰。風溼相搏。一身盡疼痛。法當汗出而解。值天陰雨不止。此醫所以大發其汗也醫云此可發汗。汗之病不愈者。何也。答曰。發其汗。汗大出者。但風氣去。溼氣在。是故不愈也。

若治風溼者發其汗但微微似欲出汗者風溼俱去也汗大出而濕不去者以汗太驟反不透也觀暴雨不入土可知桂枝湯註云不可令如水淋漓亦此意

病者一身盡疼發熱日晡所劇者此名風濕此病傷於汗出當風或久傷取冷所致溼熱外蒸爲寒所閉故發熱而疼日晡所劇者則溼在肌肉間屬午未土也○此與陽明篇日晡發熱不同蓋彼日晡乃熱此則無時不熱特日晡甚耳

溼家病身上身上身之上截也疼痛發熱面黃而喘頭痛鼻塞而煩其脈大自能飲食腹中和無病病在頭中寒濕故鼻塞內藥鼻中則愈用一物瓜蒂散搐鼻中出黃水則愈

暍詳醫徧暑門

太陽中熱者外中暑熱之氣暍是也其人汗出惡寒腠疎故惡身熱

而暍也。

太陽中暍者，發熱惡寒，身重而疼痛。熱傷氣不運使然，又夏天濕熱二氣交蒸，熱動其淫故也。其脈弦細芤遲。弦細芤遲只當虛字看，不必泥。小便已，灑灑然毛聳，熱傷氣虛，小便氣下泄則益虛故也。手足逆冷，氣虛陽不布也。小有勞，身即熱，陽性一動即熱。口開，熱氣欲從口出。前板齒燥。若發汗則惡寒甚，陽益泄，外益虛。加溫針則發熱甚，熱惡火助。數下之則淋甚。熱已傷津，而復下以亡液，則小水告匱矣。○此症不惟熱病傷陰，亦且壯火食氣，陰陽兩虛，法宜益氣生津，清熱乃是，白虎人參或參湯調益元散。

太陽中暍者，身熱疼重而脈微弱，此以夏月傷冷水，水行皮中所致也。此中暍而兼傷淫者。

霍亂 詳醫編本門

問曰。病有霍亂者何。答曰。嘔吐而利。是名霍亂。[程郊倩曰。凡病至而能奠安治定者。全藉中焦脾胃之氣爲主。今則邪犯中焦。卒然而起。致令脾胃失其主持。一任邪之揮霍。嘔吐下利。從其治處而擾亂之。是名霍亂。無論受寒中暑。及挾飲食之邪。皆屬中氣乖張。變治爲亂之象。]

問曰。病發熱頭痛。身疼惡寒。[兼外感者。先有此。若因霍亂所致。則在吐利之後。蓋吐利則陰虛。陽浮目而發熱頭痛。邪阻氣閉而身疼。陽虛失衛而惡寒也。]吐利者。此屬何病。曰。此名霍亂。霍亂自吐下。[自之爲言。不必由外感也。]又利止。復更發熱也。

傷寒。其脉微濇者。本是霍亂。[脉微濇。何云霍亂。蓋有吐利之症也。]今是傷寒。[言脉微濇而吐利。本是霍亂。今則審察辨別。知其症是傷寒。而非霍亂也。]却四五日。至陰經上轉入陰必利。太陰必自利也。本嘔。邪在陰經時多嘔。下利者不可治也。嘔利頗乎霍亂不知霍亂之吐利發於陡然不似傷寒之先見表症數日乃見吐利故不可以霍亂之治治之也。欲似大便而反失氣仍不利者此屬陽明也。此因上陰經之利而言若不利則屬陽明也。便必硬十三日愈所以然者經盡故也。此三句本內經熱病論然不必泥或日此錯簡當在不可治也句下。下利後當便硬。此承上條便硬屬陽明而細辨之言陽明初亦有利者一利後即硬不似陰經之利不止也。硬而能食者愈。胃熱而後便硬能食則胃氣已和而不䐜脹可知故愈。今反不能食到後經中頗能食復過一經能食。言始不能食漸乃能食也。過之一日當愈。若病止屬陽明則胃氣即復自當愈矣。不愈者不屬陽明也。則病在他經矣蓋胃氣雖和而他經之邪自留也○到後經復過一經猶云再過一日兩日耳已上二條與霍亂無涉。當是錯簡。

霍亂。頭痛發熱。身疼痛。熱多。欲飲水者。五苓散主之。寒多不用水者。理中丸主之。

惡寒。脉微而復利。利止亡血也。即亡液。四逆加人參湯主之。向陽爲急。金匱謂亡血不應用熱劑。利止當作不止。亡血當作亡陽。

吐利止。而身痛不休者。寒邪滯于表。當消息和解其外。宜桂枝湯小和之。此挾外感者。一云。桂枝湯少少服之。則但和營衛而不發汗。蓋病後血液虛。不運。故身痛。與此和之耳。

吐利汗出。發熱惡寒。四肢拘急。手足厥冷者。四逆湯主之。

既吐且利，小便復利，而大汗出，下利清穀，內寒外熱，脈微欲絕者，四逆湯主之。

吐已下斷，止也汗出而厥，四肢拘急不解，脈微欲絕者，通脈四逆加猪膽汁湯主之。

吐利發汗，脈平，小煩者，以新虛不能勝穀氣也。註見勞復末條小煩，謂食後微煩也。

溫病

太陽病發熱而渴內外俱熱不惡寒者爲溫病說附王叔和序例後此症大青龍及河間水解散可酌用詳醫碥若發汗已身灼熱者名曰風溫表裏俱熱而誤用辛熱發汗則熱益熾火氣之鼓盪如風故曰風溫脈陰陽即寸尺俱浮浮洪盛之意自汗出火蒸而出傷寒煩熱汗出則解溫症誤汗熱悶轉增身重熱傷氣無氣以動故重此在自汗後得之故非溼症之身重多眠睡息必鼾語言難出熱盛傷氣氣滯神昏也若被下者小便不利直視失溲或云小便不利句當在若被下句上水虧營竭腎氣不藏也若被火者微發黃色脾陰不守土氣外見劇則如驚癇靜則神藏躁則消亡熱亟生風也時瘈瘲血不能養筋也若火薰之一逆尚引日再逆促命期程郊倩云溫病大都其人平日陰虛液少故總感溫熱之氣便病經所謂冬不

藏精，春必病溫。然猶是陽盛使然。若陽氣併虛，發不能發，則骨蒸勞熱等症之源頭也。

辨脉法

問曰：脉有陰陽，何謂也？答曰：凡脉大、浮、數、動、滑，此名陽脉也；脉沉、濇、弱、弦、微，此名陰脉也。凡陰病見陽脉者生，陽病見陰脉者死。

問曰：脉有陽結陰結者，何以別之？答曰：其脉浮而數，能食不大便者，此爲實，名曰陽結也，期十七日當劇。（日數疑誤，爲有十餘日方劇之理。）曰：其脉沉而遲，不能食，身體重，（陽微陰盛，滯而不運。）大便反鞕，（陰凝不化，如冰之結也。）名曰陰結也，期十四日當劇。

問曰：病有灑淅惡寒，而復發熱者何？（此內傷之發熱惡寒，與外感不同。○看復字，只是一症，則下文兩不足，自是陰陽並虛，故惡寒與發熱並見也。）答曰：陰脉不足，陽往從之陽脉不足陰往乘之曰何謂陽不足答曰假令寸口謂寸部脉微名曰陽不足陰氣上入陽中則灑淅惡寒也陽虛不能衛外故惡寒○問陰氣上入陽中此爲下焦之陰寒耶曰陽不足則寒生不必下焦素有寒氣也以陰加于陽分變見于寸寸爲上部故曰上入耳曰何爲陰不足答曰假令尺脉弱名曰陰不足陽氣下陷入陰中則發熱也陽本外達陰虛不能載陽故下陷則不達于外鬱于內而爲熱熱鬱于內久則蒸發于外矣然其發熱與外感異東垣手捫法可辨也陽脉浮陰脉弱者則血虛血虛則筋急也其脉沉者營氣微也其脉浮而汗出如流珠者衛氣衰也營氣微者加燒針則血流不行更發熱而躁煩也燒針助陽損陰脉藹藹如車蓋者名曰陽結也上條陽結脉浮數如車蓋則浮數而有上擁之

象也。脈纍纍如循長竿者。名曰陰結也。陰結沉遲。如循竿則又有弦勁之意矣。脈瞥瞥如羹上肥者。瞥。過目暫見也。言輕浮而若有若無也。陽氣微也。脈縈縈如蜘蛛絲者。柔弱而極細也。陽氣虛也。脈綿綿如瀉漆之絕者。軟弱欲絕之意。亡其血也。

脈來緩。即遲也。時一止復來者。名曰結。如人之徐行而停。脈來數時一止復來者。名曰促。如人之疾行而蹶。陽盛則促。陰盛則結此皆病脈。結促有因實邪留阻者。有因正氣虛困者。宜分別觀之。

陰陽相搏名曰動。陰陽相搏擊。虛者則動也。陽動則汗出。被陰所擊則動。陰動則發熱。被陽所擊則動。虛陽乘。故發熱。形冷惡寒者。此三焦傷也。此二句當是錯簡。若數脈見於關上。偶舉關上為言耳。上言陽動陰動。是動脈見于寸尺也。上下無頭尾，狀其圓突如豆耳，非上不至寸，下不至尺也。如豆大厥厥動搖者，名曰動也。此狀動脉之體。言數脉如豆而搖動者，名曰動也。蓋脉動必數。○金鑑謂厥厥似有根之搖動，動而不移，不若滑脉之流動不定也。又謂汗出當作發熱，發熱當作汗出，此則非是。

陽脉浮大而濡，陰脉浮大而濡，陰脉與陽脉同等者，名曰緩也。此為和緩之緩，非遲緩之緩。○陰陽以尺寸言。

脉浮而緊者，名曰弦也。弦者狀如弓弦，按之不移也。猶言不改。脉緊者，如轉索無常也。轉索，絞繩也。緊急之意。無常與不移對。蓋作緊耳。若常緊則土敗木賊，為真臟之見矣。

脉弦而大，弦則為減，陽氣減損也。大則為芤，陰血亦空虛。減則為寒，芤則為虛，寒虛相搏，此名為革。婦人則生產漏下，男子則亡血失精。寒不攝血也。

問曰：病有戰而汗出因得解者何也？答曰：脉浮而緊，按之反芤，此爲本虛，故當戰而汗出也。其人本虛，是以發戰。以脉浮，故當汗出而解也。若脉浮而數，按之不芤，此人本不虛，若欲自解，但汗出耳，不發戰也。

問曰：病有不戰而汗出解者何也？答曰：脉大而浮數，故知不戰汗出而解也。

問曰：病有不戰不汗出而解者何也？答曰：其脉自微，邪正並衰。此以曾經發汗，若吐，若下，若亡血，以內無津液，此陰陽自和，必自愈，故不戰不汗出而解也。亡血液，故不能作汗，而經吐汗下。則邪亦不復留。故解。邪正俱衰。故不能戰。所謂和者。如兩軍交爭。兩敗俱傷。因而罷兵休息耳。

問曰。傷寒三日。脉浮數而微。病人身凉和者。何也。曰。此爲欲解也。解以夜半。脉浮而解者。濈然汗出也。脉數而解者。必能食也。脉微而解者。必大汗出也。（浮數發熱。大則病進。微則邪衰。故身凉和而欲解。夜半陰盛之時。陽邪自不能留。且陰液充足。故汗出而解也。○數爲熱盛。熱盛則胃滿而不能食。今能食。則胃氣和可知。故解。）

問曰。脉病欲知愈未愈者。何以別之。答曰。寸口關上尺中三處。大小浮沉遲數同等。雖有寒熱不解者。此脉陰陽平和。雖劇當愈。

師曰。立夏得洪大脉。是其本位。（非有病也）其人病身體苦疼

重者須發其汗若明日三字疑衍身不疼不重者是本無病症不
須發汗若汗濈濈自出者明日便解矣何以言之立夏
得洪大脉是其時脉故使然也脉合時令則無病固不必醫有病亦易爲治
四時倣此

問曰凡病欲知何時得何時愈答曰假令夜半得病者
明日日中愈日中得病者夜半愈何以言之日中得病
夜半愈者以陽得陰則解也夜半得病明日日中愈者
以陰得陽則解也

寸口脉浮爲在表沉爲在裏數爲在腑遲爲在藏假令
脉遲此爲在藏也腑藏皆在裏則遲數乃沉分之遲數也○數亦有藏熱者遲亦有府寒者

不可泥。

趺陽脉浮而濇。遲濇少陰脉如經。惟少陰如常其病在脾。脾寒也法當下利。何以言之。若脉浮大者。氣實血虛也。則當爲躁結今趺陽脉浮而濇。故知脾氣不足。胃氣虛也。脾胃一家脾寒實由胃陽之虛以少陰脉弦而浮纔見此爲調脉。故稱如經也。弦有力之謂與遲濇異故曰如經。若反滑而數者。則熱盛矣此句雙頂趺陽少陰故知當屎膿也。按少陰脉本沉今弦浮而云如經者蓋就傷寒脉症說浮弦卽浮緊合乎傷寒浮緊之常也此條大意說傷寒之脉各部皆須浮緊方合常經若有一處浮遲便爲不足今察得浮遲之脉係在趺陽不在少陰故斷爲胃脾虛寒也此蓋中上條浮爲在表假令脉遲此爲在藏之意而言表症兼見遲脉當審其裏耳〇問浮濇安知非表陽不足而斷爲藏病何也曰沉爲在裏趺陽不足自見沉濇因外感故浮耳言浮濇自該沉濇非濇獨見于浮分也然則少陰之云如經亦以其浮脉之弦緊合于表症者言之而其裏診之無他亦自該于其中矣○再按以趺陽而知爲脾病脾有陰陽候陽于浮浮而濇滯則陽不足而寒也○滑數屎膿又暗申上節數爲在府句○金鑑謂少陰脉弦而浮當作沉而滑亦是

寸口脉浮而緊浮則爲風緊則爲寒風則傷衛寒則傷營營衛俱病骨節煩疼當發其汗也觀此可知傷寒症爲營衛兩傷非單傷于營矣○前以浮緩爲傷風浮緊爲傷寒今又以浮緊爲風寒兼可見風寒可分而不可分矣

趺陽脉遲而緩猶云和緩胃氣如經也外邪散則脉和緩而胃氣安趺陽脉浮而數浮則傷胃胃氣熱也數則動脾熱乘脾也此非本病言外感不應裏症也有醫特下之所爲也營衛內陷誤下則引營衛之邪內入其數先微陰液傷脾傷故脉亦衰而數變爲微脉反但浮言但浮而不數也則胃熱仍在其

人必大便硬氣噫而除液涸故硬胃中脹滿故欲噫氣以通之何以言之本以數脉動脾其數先微故知脾氣不治陰液傷脾失職也大便硬氣噫而除今脉反浮其數改微邪氣獨留脾傷而胃熱尚盛心中則飢胃熱本消穀善飢邪熱不殺穀脾傷氣不能運也潮熱發渴一片陽明症數脉當遲緩脉因前後度數如法病者則飢三句不明恐誤數脉不時則生惡瘡也熱則血氣壅滯于經絡故也

師曰病人脉微而濇者此為醫所病也大發其汗又數大下之其人亡血當是亡氣血病當惡寒後乃發熱無休止時夏月盛熱欲着複衣冬月盛寒欲裸其身惡寒發熱一時兼見不分冬夏此互言以見意耳所以然者陽微則惡寒陰弱則發熱此

醫發其汗使陽微又大下之令陰氣弱五月之時陽氣在表胃中虛冷以陽氣內微不能勝冷故欲着複衣十一月之時陽氣在裏胃中煩熱以陰氣內弱不能勝熱故欲裸其身又陰脈遲濇故知亡血也

脉浮而大心下反硬有熱屬藏者攻之不令發汗屬府者不令溲數溲數則大便硬汗多則熱愈汗少則便難

汗多當作汗少汗少當作汗多上句是陪筆○大陽明脉兼浮又有身熱表症尚在則心下不當硬而反硬此須審若果硬在心下爲痞與結胸等症當用瀉心湯等攻之心爲藏故云屬藏若審屬胃府病雖硬在心下尚未在胃不可攻然小便不利大便卽硬其去可攻不遠故不可令溲數又不可汗以汗多則小便亦竭胃失潤亦燥結也

脉遲尚未可攻

脉浮而洪，身汗如油，喘而不休，水漿不下，形體不仁，作靜乍亂，此爲命絶也。

又未知何臟先受其災，其汗出髮潤，喘而不休者，此爲肺先絶也。陽反獨留，（陰先絶也）其體如烟薰，直視摇頭者，此爲心絶也。唇吻反青，（木尅土也）四肢漐習者，（謂四肢汗出漐漐不已）此爲肝絶也。環口黧黑，柔汗（即冷汗）發黄者，此爲脾絶也。溲便遺失，狂言，目反直視者，此爲腎絶也。

又未知何臟陰陽先絶，若陽氣前絶，陰氣後竭者，其人死，身色必青；陰氣前絶，陽氣後竭者，其人死，身色必赤，腋下温，心下熱也。

寸口脈浮大。重按（則空）而醫反下之。此爲大逆。浮則無血（陰虛）大則爲寒（大可言虛不可言寒。此言寒者。必兼遲也。又陰虛則陽無根而外浮。故外熱而內寒也。）寒氣相搏（本寒。而復下之。則內之寒與藥之寒相搏。）則爲腸鳴。（寒氣下趨空腸中。故鳴。）醫乃不知。而反飲冷水。（誤之又誤）令汗大出。（汗。冷汗也。）水得寒氣（得合併也）冷必相搏。其人卽詢。（準繩云。詢與噎通。蓋氣逆而咽喉噎塞也。詳下條。）趺陽脈浮。（重按則無）浮則爲虛。虛浮（浮字疑誤）相搏。故令氣詢。言胃氣虛竭也。脈滑則爲噦。（準繩謂詢與噦皆妄下後復與水以發其汗。胸中虛氣逆而作。輕則爲詢。卽東垣咽喉噎塞。口開目瞪之症。此爲然無聲也。噦卽呃逆。愚謂噦當作衄。觀下文自見。）此爲醫咎責虛取實。守空迫血。（猶云責貧人取財。守空倉索米。）脈浮。鼻中燥者。必衄也。

諸脉浮數當發熱而灑淅惡寒若有痛處飲食如常者畜積有膿也氣壅滯于裏則不宜暢于外故灑淅惡寒此癰疽之診

脉浮而遲面熱赤而戰惕者表邪欲解而內虛無力托送也六七日當汗出而解反發熱者反當作不差遲遲爲無陽不能作汗其身必痒也

寸口脉陰陽浮沉也俱緊者法當清邪霧露之氣中於上焦濁邪泥水之溼中於下焦清邪中上名曰潔也濁邪中下名曰渾也此段即下總冒陰焦中於邪必內慄也表氣微虛裏氣不守故使邪中於陰也此段即直中陰症陽即上焦中於邪必發熱頭痛項強頸攣腰痛脛酸所謂陽中霧露之氣故曰清

邪中上，此段即太陽傷寒症。○清邪溼之無形者，只清寒之氣耳，故病與傷寒同，皆發熱頭項強痛腰痛脛酸。濁邪則有形之濕，故止傷下焦而足冷便出也。然清邪止傷經絡，濁邪兼責肌骨臟府，傷在表則鬱熱，如傷寒之傳經，傷及裏則寒透而如傷寒之直中矣。濁邪中下。陰氣爲慄，足膝逆冷，便溺妄出。無陽以攝之也。此申直中。表氣微虛，裏氣微急。此下言太陽傳經熱症。三焦相混，俱熱。內外不通。不汗，便又閉也。上焦怫鬱，藏氣相熏，口爛食斷也。中焦不治，胃氣上衝，熱也。脾氣不轉，便結。胃中爲濁，傳尿。營衛不通，血凝不流。若衛氣前通者，前之爲言先也。通謂得汗。小便赤黃，與熱相搏，衛氣與熱相搏。因熱作使，與熱相引而行。遊於經絡，出入藏府，熱氣所過，則爲癰膿。熱雖甚不死，以得通也。若陰氣前通者，陽氣厥微，陰無所使，陰之所以得通也者，必以得下之故，下則陽

氣驟陷，故厥下則熱從利，去無所使而不遊行也。客氣卽寒邪內入，嚏而出之。感冒
者多嚏，內氣通則不容邪。聲嗢咽塞。氣道不利也。卽聲嘶講話不出之意。寒厥相逐爲
熱所壅。外則手足厥道而內則熱氣壅閉也。血凝邪滯故凝自下。得通故下衛主氣故以溺
出驗其通，營主血，故以血下驗其通。狀如豚肝。陰陽俱厥。若不通而陰陽之氣俱逆。脾
氣孤弱，中州失守。五液注下。下焦不闔，全圖清便下重，似痢非痢令
便數難，似淋非淋臍築動氣見于臍間湫痛。便溺之道痛命將難全。此條疑多
錯簡

脉陰陽俱緊者，此直中三陰下寒上熱之症。口中氣出，脣口乾燥，踡
臥足冷，鼻中涕出，舌上胎滑，勿妄治也。不可誤以陽症治之到七
日以來，其人微發熱，手足溫者，陽回也此爲欲解，或到八

日以上，反大發熱者，此爲難治。（邪盛而正衰也。）設使惡寒者，必欲嘔也；腹內痛者，必欲利也。

脉陰陽俱緊，至於吐利，其脉獨（當作緊，言吐利後脉仍緊，則病不解也。）不解；緊去入安，（若緊脉去，則入于安矣。）此爲欲解。若脉遲，至六七日不欲食，此爲晚發，水停故也，（二句，金鑑謂是錯簡。）爲未解；食自可者，爲欲解。（則脾胃健運可知。）

病六七日，手足三部脉皆至，（即上第十四條所謂大小浮沉遲數同等意。）大煩而口噤不能言，其人躁擾者，（煩躁而戰也。）必欲解也。若脉和，其人大煩，目重瞼（瞼眼弦也。）內際黃者，（重瞼，瞼覆下垂，曰欲合也，爲陰來濟陽之兆；內際黃，爲胃氣復之徵。）此欲解也。（成無巳曰：病以脉爲主，若脉不和，目黃大煩者，邪勝也。其病爲進。

脉浮而數。浮爲風，數爲虛，虛當作熱風爲熱，虛爲寒，二句疑衍風虛相搏當作風熱則灑淅惡寒也。

脉浮而滑，浮爲陽，滑爲實，陽實相搏，其脉數疾，衛氣失度，浮滑之脉數疾至八九至發熱汗出者，陽脫也此爲不治。

傷寒欬逆上氣，其脉散者死，謂其形損故也。

平脉法程郊倩云前篇辨脉理此篇示診法

問曰脉有三部陰陽相乘寸陽尺陰相乘如寸見陰脉爲陰乘陽尺見陽脉爲陽乘陰營衛血氣在人體躬呼吸出入上下於中言血氣隨呼吸而出入上下于其間也因息氣息遊布津液流通隨時動作效象形容言脉體本和緩春弦秋浮冬沉夏洪察色觀脉大小不同一時之間變無經常尺寸參差或短或長上下乖錯或存或亡病輙改易進退低昂心迷意惑動失紀綱願爲具陳令得分明師曰子之所問道之根源脉有三部尺寸及關營衛流行不失衡銓猶云輕重腎沉心洪肺浮肝弦此自經常不失銖分出入升降漏刻周旋水下二刻一周循

還當復寸口。虛實見焉。數語本內經變化相乘。陰陽相干。風則虛浮。寒則牢堅。沉潛水畜。支飲急弦。動則爲痛。數則熱煩。設有不應。知變所緣。三部不同。病各異端。太過可怪。不及亦然。邪不空見。中必有奸。審察表裏。三焦別焉。知其所舍。消息診看。料度府藏。獨見若神。爲子條記。傳與賢人。

師曰。呼吸者。脈之頭也。頭猶言發端也。脈行由于氣行。呼吸。氣之行也。

初持脈。來疾去遲。此出疾入遲。名曰內虛外實也。自沉而之浮。則緊疾。自浮而返沉。則遲緩也。如行路者。馳馬而出。緩轡而返耳。緣邪實于外。衛陽被遏。相與搏擊。故脈應之。浮兮緊疾。外病裏不病。故沉兮和緩也。初持脈。來遲去疾。此出遲入疾。名曰內實外虛也。

問曰：上工望而知之，中工問而知之，下工脈而知之，願聞其說。師曰：病家人請云，病人苦發熱，身體疼，病人自臥（安臥也。表解乃安臥。此四字當在師到之下）。師到診其脈，沉而遲者，知其差也。何以知之？表有病，脈當浮大，今脈反沉遲，故知愈也。假令病人云腹內卒痛，病人自坐（痛止乃能坐。此句當在師到下），師到脈之浮而大者，知其差也。何以知之？裏有病者，脈當沉而細，今脈浮大，故知愈也。

師曰：病家人來請云，病人發熱煩極，明日師到，病人向壁臥（靜臥也），此熱已去也。設令脈不和（不字疑衍），處言已愈（陽熱症。臥多向外。陽好動也。陰寒症。臥多向內。陰好靜也。發熱煩極。而得向壁臥。則陽退陰復。而安靜矣。

設令向壁臥。聞師到不驚起。驚喜而起也而眄視。斜視也。有不悅意若三言三止。心虛則言多忤而中止脈之嚥唾者。此詐病也。此承上條。請云煩熱。言熱則津應乾。當無唾嚥設令脈自和。處言汝病太重。當須服吐下藥針灸數十百處。令畏而不得不云愈

師持脈。病人欠者。無病也。欠者。先引氣入而後呵也。陰陽和。故欠脈之呻者。病也。有所苦故呻言遲者。風也。言遲者。語言澀蹇之謂。風邪拘其舌絡搖頭言者。裏痛也。痛深則難于出聲。故搖頭以示緩行遲者。表強也。風邪束其筋絡。故步履不隨坐而伏者。短氣也。內虛氣短。恐動則增促也坐而下一腳者。腰痛也。坐久痛嚮下一腳以求伸裏實護腹。如懷卵物者。心痛也。心痛

則傴而捧護其痛處實邪實也

師曰伏氣之病（病氣之伏藏者）以意候之今月之內欲有伏氣（猶言這時候恐要發也如此病每發于春月今值春月則恐其復發耳）假令舊有伏氣當須脉之（發否未可知故須脉之）若脉微弱者當喉中痛似傷非喉痺也病人云實咽中痛雖爾今復欲下利（如其人腎虛脉微弱每至）

此月則發爲喉痛下利之症今脉之而果微弱我知其舊症必發而喉痛也夫喉痛有實熱者是名喉痺痛必傷喉今係腎虛喉痛則非喉痺而不傷可知縱病人自謂咽痛疑爲喉痺而我亦斷爲不然且決其必下利何者以脉之微弱與適當其發作之時知之耳○金鑑以此爲冬傷于寒不卽發至春乃發爲溫病者由其人冬不藏精邪中于腎春月發陳正伏氣欲發之候脉之而微弱是腎脉也喉痛腎症也脉微弱故爲虛痛而非喉痺之寔痛且斷其必下利也

問曰人病恐怖者其脉何狀師曰脉行如循絲累累然其面白脫色也恐則氣下神奪故脉細而不定面色脫白者血隨氣下也人不飲其脉何如如婦人鬬氣數日不飲不食之類師曰脉自濇脉失遊溢之精氣也唇口乾燥也人愧者其脉何類師曰脉浮而面色乍赤乍白愧則心虛負歉肺氣亦蕩而不定故脉浮而面色乍赤乍白也問曰脉有災怪何謂也師曰假令人病脉得太陽形症相應因爲作湯比還師還家爲作湯也二句倒裝文法送湯如食頃不久也病人乃大吐下利腹中痛師曰我前來不見此症今乃變異是名災怪問曰何緣作此吐利答曰或有舊時

服藥今乃發作故爲災怪耳送湯不久藥氣未及行故如是舊藥所致

問曰經說脉有三菽六菽重者何謂也師曰脉人以指按之如三菽之重者肺氣也如六菽之重者心氣也如九菽之重者脾氣也如十二菽之重者肝氣也按之至骨者腎氣也只是大槩耳勿泥假令下利寸口關上尺中悉不見脉然尺中時一小見脉再舉頭者一呼再至也腎氣也若見損脉來至一息二至爲損爲難治假令分段上段以浮沉言下段以至數言不相屬疑錯簡

問曰東方肝脉其形何似師曰肝者木也名厥陰其脉微弦不甚弦也濡弱而長是肝脉也肝病自得濡弱者愈也

假令得純弦脉者。死。何以言之。以其脉如弦直。此是肝傷。故知死也。

南方心脉。其形何似。師曰。心者火也。名曰少陰。其脉洪大而長。是心脉也。心病自得洪大者。愈也。假令脉來微去大。浮小沉大故名反。心脉以來盛去衰為平。今來微去大。即來衰去盛也。故曰反。病在裏也。火鬱于內脉來浮也頭寸也小本尺也大。金鑑謂當作來大去小故名覆。陽為陰所覆病在表也。表寒閉遏上浮也微頭小者。金鑑謂頭字衍○浮而微。寸更細。則汗出。表陽虛而汗出下微本大者。金鑑謂當作下微小○下沉也。沉而微。但尺略大。則為關格不通。不得尿。沉而微。則內陽虛而不運。尺略大。則寸小可知。陽下陷而失職。陽為陰沒。不能布化。故上不納食。下不能便也。頭無汗者可治。有汗者死。脫陽

也金鑑謂上微小承來微去大爲陰盛下微小承來大去小爲陽盛陰盛則病關陽盛則病格其說亦通然恐非本意

西方肺脉其形何似師曰肺者金也名太陰其脉毛浮也肺病自得此脉若得緩遲者皆愈若得數者則劇何以知之數者南方火火尅西方金法當癰腫即癰爲難腫治也

問曰二月得毛浮脉何以處言至秋當死師曰二月之時脉當濡弱反得毛浮者故知至秋死二月肝用事肝屬木脉應濡弱反得毛浮者是肺脉也肺屬金金來尅木故知至秋死他皆倣此

師曰、脉、肥人責浮、瘦人責沉。肥人當沉、（肉厚也）今反浮、瘦人當浮、（肉薄也）今反沉、故責之。

師曰、寸脉下不至關、爲陽絶、（陽不下通）尺脉上不至關、爲陰絶、（陰不上行）此皆不治、決死也。若計其餘命生死之期、期以月節剋之也。

師曰、脉病人不病、名曰行尸、以無王氣、卒眩仆、不識人者、短命則死。人病脉不病、名曰內虛、以無穀神、雖困無苦。

問曰、脉有相乘、（如先得肝脉、後又得肺脉、或春得秋脉之類、曰乘）有縱、有橫、有逆、有順、何謂也。師曰、水行乘火、金行乘木、名曰縱、火行乘水。木行乘金。名曰橫。水行乘金。火行乘木。名曰逆。金行乘水。木行乘火。名曰順也。

寸口。諸微亡陽。諸猶凡也諸濡亡血。諸弱發熱。諸緊爲寒。諸乘寒者。則爲厥。手足厥冷鬱冒不仁。以胃無穀氣。脾塞不通。氣不周于四支故厥。口急不能言。戰而慄也。此承上條相乘而言。微濡弱脈本屬虛。若再爲緊脈所乘。則爲厥云云也。諸緊爲寒句。是預爲乘寒二字註脚。不與上三項爲一例。上三項是受乘者。緊是乘之者也。

問曰。濡弱何以反適十一頭。師曰。五臟六腑相乘。故令十一。問濡弱之脈。何以有十一端名目。答曰。因乘之者有十一項故也。如濡爲本脈。而肺脈乘之。則又名浮濡之類。

問曰何以知乘府何以知乘藏問何以知乘之者爲府脈抑爲藏脈師曰
諸陽浮數爲乘府諸陰遲濇爲乘藏也
問曰脈有殘賊何謂也師曰脈有弦緊浮滑沉濇此六
脈名曰殘賊能爲諸脈作病也承上文言此六脈若乘諸脈皆能作病
問曰翕奄沉名曰滑翕合也奄忽也脈氣合聚則盛方盛時忽然沉去摹寫其忽浮忽沉流走不定之狀所謂滑也何謂也師曰沉爲純陰翕爲正陽日忽沉則翕之以浮言可知沉爲陰則浮爲陽矣陰陽和合故令脈滑關尺自平已上釋滑字已畢
陽明脈微沉食飲自可少陰脈微滑滑者緊之浮
名也句未詳此爲陰實其人必股內汗出陰下溼也未詳成註
陽明脈微沉是陽部見陰脈胃中陰足故食飲自可少
陰脈微滑是陰部見陽脈陽湊陰分故曰實股與陰皆

少陰部陽熱奏之必蒸發津液外達也。

問曰。曾爲人所難。緊脉從何而來。師曰。假令亡汗若吐。以肺裏寒。故令脉緊也。假令欬者。坐飲冷水。故令脉緊也。假令下利。以胃中虛冷。故令脉緊也。所謂諸緊爲寒也。然必兼遲。

寸口。衛氣盛名曰高。營氣盛名曰章。高章相摶名曰綱。有當權之意 衛氣弱。名曰惵。營氣弱。名曰卑。惵卑相摶名曰損。衛氣和。名曰緩。營氣和。名曰遲。遲緩卽和柔意 緩遲相摶名曰沉。沉是安靜之意。○沉準繩作強。蓋以下節例之也。

寸口脉。緩而遲。亦安和意 緩則陽氣長。其色鮮。其顏光。其聲商。清也 毛髮長。遲則陰氣盛。骨髓生。血滿。肌肉緊薄鮮硬

三字衍　陰陽相抱營衛俱行剛柔相得名曰强也　依準繩此節乃衍釋上節之義

趺陽脉滑而緊滑者胃氣實緊者脾氣强持實擊强痛還自傷以手把刃坐作瘡也　胃屬陽陽實則熱脾屬陰陰盛則寒故相擊此邪正俱盛者也

寸口脉浮而大浮為虛　正虛　大為實　邪實　在尺為關在寸為格關則不得小便格則吐逆　邪實正虛不能運化故不得小便而吐食不納○叅上南方脉形條

趺陽脉伏而濇伏則吐逆　胃氣虛不納　水穀不化濇則食不得入　胃血枯則食不下　名曰關格　上條或病在上焦或病在下焦猶藉中州運化此併脾胃

亦病難矣。脉浮而大，［大從浮見重按無力也］浮爲風虛，［外受風邪而內則血虛］大爲氣強。［熱盛也］風氣相搏，必成隱疹。［風熱嘘血沸騰于外］身體爲痒，痒者名泄風。［泄風者汗出當風也溼熱蒸成汗被風閉鬱則痒］久久爲痂癩。［風熱溼蒸久而生虫遂成厲風］寸口脉弱而遲，弱者衛氣微，遲者營中寒。營爲血，血寒則發熱。［適陽于外］衛爲氣，氣微者，心內飢，飢而虛滿，不能食也。［金鑑云末三句論脾胃與營衛無涉衛氣微當作陽氣微營中寒當作脾中寒又云營爲血血寒發熱無此理衛爲氣氣微者當作陽氣微脾中寒者］趺陽脉大，［此大當是虛革之大］而緊者，［緊爲寒］當即下利，爲難治。［大或

言實或言虛非悖也實指邪虛指正故不一其詞耳

寸口脉弱而緩弱者陽氣不足緩者胃氣指邪氣言溼熱也有餘二句猶言弱緩則正不足而邪有餘耳勿泥分噫而吞酸食卒不下氣填于膈上也

趺陽脉緊而浮浮爲氣緊爲寒浮爲腹滿氣瀰漫則脉浮緊爲絞痛寒故痛浮緊相搏腸鳴而轉轉即氣動膈氣乃下寒氣下趨欲爲洞泄少陰脉不出其陰腫大而虛也腎脉微則先天火衰無陽化氣水畜膀胱故陰囊虛腫

寸口脉微而濇微者衛氣不行濇者營氣不足營衞不能相將三焦無所仰營衞之氣即三焦之氣虛則俱虛身體痹不仁營

氣不足則煩疼。[血虛則心煩而身疼]口難言。[血枯筋縮舌短不運]衛氣虛者。則惡寒數欠。[衛陽虛不能剛健精悍爲陰所引故數欠]三焦不歸其部。上焦不歸者。噫而酢呑。[即呑酸症不能降濁也]中焦不歸者。不能消穀引食。[不能運也]下焦不歸者。則遺溲。[不能升也]

趺陽脈。沉而數。[邪熱在內也]沉爲實。數消穀。緊者病難治。[緊脾胃之賊脈]

寸口脈。微而濇。微者衛氣衰。濇者營氣不足。衛氣衰。面色黃。營氣不足。面色青。營爲根。衛爲葉。營衛俱微。則根葉枯槁而寒慄。欬逆。唾腥。吐涎沫也。[欬唾等皆肺病肺主皮毛營衛虛邪由皮毛入犯肺也]

趺陽脉浮而芤。浮者衛氣虛。芤者營氣傷。其身體瘦。肌肉甲錯。（枯燥）浮芤相搏。宗氣衰微。四屬斷絕。（氣微不能布成無已曰四屬皮肉脂髓也。）

寸口脉微而緩。微者衛氣疎。疎則其膚空。緩者胃氣實。實則穀消而水化也。（猶云水穀入于胃消化）脉道乃行。水入于經。而血乃成。營盛則其膚必疎。三焦絕經。名曰血崩。（此三句難解。或曰。此條言血本不病。因氣衰而崩也。蓋營盛何以崩。必其氣虛而不攝耳。膚疎猶云氣虛。不充于三焦。而失其經常。則血崩矣。）

趺陽脉微而緊。緊則為寒。微則為虛。微緊相搏。則為短氣。少陰脉弱而濇。弱者微煩。（血虛故微煩熱）濇者厥逆。（陰氣濇不能與陽相接順故厥逆。

趺陽脉不出，脾不上下，氣不運布于上下也，身冷膚硬。

少陰脉不至。腎氣微。少精血。奔氣促逼。陰虛則氣無所附而上奔上入胸膈。宗氣反聚。血結心下。奔至胸中。則氣聚。而血亦結滯陽氣退下。熱歸陰股。上焦窒塞。則陽退而下陷與陰相動。痰火入，陽常舉。令身不仁。不柔和。不知痛癢。此為尸厥。當刺期門巨闕。刺期門以通結血。巨闕以行宗氣也。

寸口脉微，外陽虛尺脉緊。內陰盛其人虛損多汗。知陰常在。絕不見陽也。

卷七

仲景原方

傷寒論近言卷七

傷寒論近言方目

茯苓甘草湯　小建中湯六

炙甘草湯　桂枝甘草湯

茯苓桂枝甘草大棗湯七　桂枝去桂加茯苓白朮湯

茯苓桂枝白朮甘草湯八　梔子豉湯

梔子甘草豉湯　梔子生薑豉湯

梔子厚朴湯　梔子乾薑湯

桃核承氣湯　抵當湯九

抵當丸　大黃黃連瀉心湯

附子瀉心湯　甘草瀉心湯十

生薑瀉心湯　半夏瀉心湯

麻黃連軺赤小豆湯　茵蔯蒿湯十六
梔子柏皮湯　小柴胡湯
柴胡加桂枝湯十七　柴胡桂枝乾薑湯
黃連湯十八　大柴胡湯
柴胡加芒硝湯　理中湯丸
乾薑黃連黃芩人參湯十九　厚朴生薑甘草半夏人參湯
桂枝加芍藥湯　桂枝加大黃湯
麻黃附子細辛湯二十　麻黃附子甘草湯
附子湯　四逆湯
白通湯　白通加猪膽汁湯二十一

芍藥甘草湯
柴胡加龍骨牡蠣湯 廿七
桂枝加桂湯
桂枝甘草龍骨牡蠣湯 廿七
桂枝附子湯
甘草附子湯
葛根湯 三十九
黃芩湯
通脉四逆加猪膽汁湯

麻黃升麻湯
禹餘糧丸 缺
桂枝去芍藥加蜀漆龍骨牡蠣救逆湯
桂枝加葛根湯
去桂枝加白术湯
四逆加人參湯
葛根加半夏湯
黃芩加半夏生薑湯

傷寒論近言

南海何夢瑤報之輯

仲景原方

桂枝湯

桂枝三兩辛甘熱以發散表邪。芍藥三兩酸寒。寒以勝表熱。酸以斂自汗。又以監制桂枝。使辛溫之氣適足達表而止。邪去而氣不泄。故能助陽實表也。甘草蜜炙二兩甘平以調和中氣。生薑三兩辛溫以佐桂枝。大棗十二枚擘去核甘溫以佐甘草。

水七升。微火煮取三升。適寒溫。不熱服者。恐力猛也。服一升。須臾啜熱稀粥升餘。以助藥力。穀氣內充。易于釀汗。溫覆一時許。偏身漐漐微似有汗者佳。不可令如水淋漓。病必不除。汗徐則匀透，猛則不匀不透。觀雨徐則入土，驟則不透，可見。若一服汗出病瘥。停後服。若不汗更服。依前法。又不汗後服當小促其間。半日許。令三服盡。若病重者。一日一夜周時觀之。病重恐難得汗。服一劑盡。即上文半日許三服盡之故。侯之一日夜。說非謂一日夜乃盡三服也。病証猶在者。更作服。若汗不出者。服至二三劑。禁生冷粘滑肉麪五辛酒酪臭惡等物。此方發汗處全在啜粥溫覆之力。觀小建中湯便知○按桂枝營分藥。麻黃衛分藥。風傷衛証。不用麻黃而用桂枝者。以邪已由衛而及營。用麻黃恐遺營分之邪也。

麻黃湯

麻黃三兩去節。辛溫發衛分之寒　桂枝二兩散營分之寒。　杏仁七十枚去皮尖若澀，以降逆上之氣。甘草一兩，炙，以緩諸藥之猛。

水九升，先煮麻黃減二升，去上沫，恐令人煩也，以其輕浮之氣能引氣上逆而煩。內諸藥，煮取二升半，溫服八合，覆取微似汗，不須啜粥，力猛，不用助也；不用生薑亦此意。餘如桂枝湯法將息。問：寒傷營，當重用桂枝，乃分兩反少於麻黃何也？曰：寒邪深入至於營分，則皮毛閉錮已極，不重用麻黃無以發其汗孔也。

桂枝加附子湯

於桂枝湯內加附子一枚，炮，去皮，破八片。餘依桂枝湯法，仍啜粥溫覆取汗也。以復被風襲故耳，用者審之。

五苓散

猪苓 去黑皮　茯苓　白朮 各七錢半　桂 半兩　澤瀉 一兩二錢五分

右為末。白飲和方寸匕。日三服。多飲煖水 即桂枝湯啜熱粥意。汗出愈。末句七字。為消渴條立法。非為水逆條言也。水入則逆。安能多飲乎。○按水為熱壅。小便不利。澤瀉鹹寒。鹹走水府。寒能勝熱。加以二苓之滲利。則水去而熱泄矣。白朮培土以制水。官桂助氣以行水。此制方之義也。熱盛者去桂。名四苓。○水逆消渴二條。表均未解。桂當用枝為是。

麻黃杏仁甘草石膏湯

麻黃 四兩去節。此麻黃湯多一兩。以無桂枝之助也。去桂。惡助內熱。　杏仁 五十枚去皮尖

甘草 二兩炙　石膏 半斤

水七升。先煮麻黃減二升。去沫。內諸藥煮取三升。溫

服一升。汗後或下後，汗出表已解，故不用表藥。而喘，外無大熱者，主此湯。以喘乃內熱攻肺也。故用石膏清肺，杏仁降逆，麻黃散肺熱，甘草以緩麻黃之猛。甘草用蜜炙，取戀膈上而不速下，且不欲助石膏之寒也。

十棗湯

芫花熬辛苦　甘遂苦寒　大戟苦寒各等分各爲末。　大棗十枚擘去核。

水一升，先煑棗取八合，去棗，內各末。強人平旦溫服一錢匕，羸人半錢。若下少，病不除，明日再服，加半錢。得快利後，糜粥自養。　此攻水之峻劑，非水邪太盛勿輕用。用棗以緩其毒，而顧脾胃也。

桂枝人參湯

桂枝四兩　甘草四兩炙　人參　白朮　乾薑各三兩

水九升，先煮四味，取五升，以溫補裏之虛寒，故久煎內桂，更煮取三升，取其氣銳解表，故不久煎溫服一升，日再服，夜一服。

葛根黃連黃芩湯

葛根半斤　黃芩　黃連各三兩　甘草二兩炙

水八升，先煮葛根減二升，解肌之力全內諸藥，煮取二升，清中之氣銳分溫再服。

桂枝去芍藥湯

於桂枝湯內，去芍藥，餘依前法。依前法，謂啜粥溫覆也○按去芍藥以避中寒腹滿也。然桂枝既無監制，又復取汗，不又虛其表乎。餘依前法，句疑衍。

桂枝去芍藥加附子湯

前方加附子一枚，炮去皮破八片。餘依前法。末句疑衍

桂枝加厚朴杏仁湯

桂枝湯加厚朴二兩，杏仁五十枚，餘依前法。

瓜蒂散

瓜蒂熬黃，極苦。　赤小豆酸。等分

爲末，取一錢七，用熟湯七合，煮香豉一合，作稀糜，去滓，和散，溫頓服之。不吐者，少少加服，得快吐乃止。諸亡血虛家不可與。者，二味酸苦湧吐之品，加香豉藉穀氣保胃，且發越也。

大陷胸湯

大黃六兩　芒硝一升。二味去腸胃結熱。　甘遂一錢另研。逐水。去胸中痰飲。

水六升。先煮大黃減四升。去滓。內硝。煮一兩沸。內甘遂末。溫服一升。得快利。止後服。

小陷胸湯又名三物小陷胸湯

黃連一兩。滌熱。　半夏半斤。導飲。　瓜蔞實大者一枚。潤燥下行。

水六升。先煮瓜蔞取三升。去滓。內諸藥。煮取二升。分溫三服

白散

桔梗三分。為末。　貝母三分。為末。　巴豆一分去皮心。熬黑。研如脂。

共杵勻，白飲和服，強人半錢七，弱者減之，病在膈上必吐，在膈下必利，不利進熱粥一杯，利不止，進冷粥一杯。寒痰凝結胸中，內無熱者，固可服，即有熱者，亦可以此劫之，蓋巴豆一，固不能敵二味之六，又熱從吐利去，不妨也。故曰亦可服。

大陷胸丸

大黃半斤　葶藶子半斤，熬　芒硝半斤　杏仁半斤，去皮尖，熬黑

前二味為末，合後二味研如脂，取彈丸大一枚，入甘遂末一錢七，白蜜二合，取其戀上。水二升，溫頓服之，一宿乃下，不下更服，禁如藥法。結胸從心上至少腹硬滿不可近者，其勢甚於下也，治下宜急，故主大陷胸湯。此胸上硬滿項強，則勢甚於上，治上宜緩，故主此丸。

芍藥甘草附子湯

芍藥三兩　甘草炙，二兩　附子一枚，炮去皮，破八片。

水五升，煮取一升五合，分溫服。

桂枝新加湯

桂枝三兩　芍藥四兩　甘草炙，二兩　生薑四兩

大棗十二枚，擘去核。此桂枝湯加芍藥生薑各一兩也。以營虛，故加芍藥；營寒，故加生薑。

人參三兩。加此以補虛。

水一斗二升，微火煮取三升，分溫服，如桂枝湯法，仍取汗也。豈表尚有餘邪耶。

茯苓甘草湯

茯苓二兩　桂枝二兩　生薑三兩　甘草一兩炙

水四升煮取三升分溫三服

小建中湯

桂枝三兩　芍藥六兩　甘草二兩炙　生薑三兩

大棗十二枚擘去核此桂枝湯倍芍藥以歛陰也　膠飴一升以滋燥涸之陰

水七升煮取三升去滓內膠飴更上微火消解溫服一升日三不溫覆取汗者以中虛陰液不足汗不可卒得且俟營衞和津液充汗自出也

炙甘草湯　一名復脉湯

甘草四兩炙　桂枝三兩　生薑三兩　大棗十二枚擘去核此桂枝湯去芍藥倍甘草也以寒藥過多故去芍藥加甘草以緩藥使不速下與用酒煎意同取其上補心血也

麻仁半斤　阿膠二兩。二味以潤燥。　生地黃一斤　麥冬半升　人參二兩

清酒七升。水八升。先煮八味。取三升。久煎。則酒氣不峻。此虛家用酒之法。去滓。內阿膠。烊消盡。溫服一升。日三服。桂枝生薑用于大隊陰藥中。即不能外發。止爲通脈行血之用。○大便潤者。當去麻仁。用酸棗仁。

桂枝甘草湯

桂枝四兩　甘草二兩炙。

水三升。煮取一升。頓服。桂枝本營分藥。得麻黃則發營氣而爲汗。從辛也。得甘草則補中氣而養血。從甘也。得芍藥。則斂營氣而止汗。從酸也。此証與小建中

湯及炙甘草湯二証異者彼血虛甚此陽虛甚也湯虛故重用桂而避芍藥之寒且不用生薑不溫覆故芍藥可去

茯苓桂枝甘草大棗湯

茯苓半斤　桂枝四兩　甘草一兩炙　大棗十五枚擘去核

甘瀾水置長流水盆內以杓揚萬遍水上有珠子五六千顆相逐取用之水本鹹而重揚之則甘而輕取其不助水邪又茯苓乃先升而後降者也本草諸語詳矣水揚萬遍氣亦上升亦取先升後降之義此醫家以升為降法也一斗先煮茯苓減二升內諸藥煮取三升溫服一升日三服　此即茯苓桂枝白朮甘草湯去朮加棗倍苓也彼治心下逆滿氣上沖胸以水停

中焦。故用术此治臍下悸。欲作奔豚。以水停下焦。故倍苓而佐棗。以益土勝水也。本草韻語侯刻

桂枝去桂加茯苓白术湯

即桂枝湯去桂枝加茯苓白术各三兩。餘依桂枝湯法煎服。小便利則愈。金鑑云。此爲汗下後。表不解。心下有水氣者立法。去桂當作去芍藥。玩餘依桂枝湯法自見。蓋溫覆取汗。桂枝湯法也。若去桂枝。何以取汗。何以解表耶。又云。此証若未經汗下。當用小青龍湯

愚按依桂枝湯法句下。有煎服二字。依是言依水七升適寒溫等煎法服法耳。觀下文言小便利則愈。不言汗出可見。其去桂枝。當是表証已解。然仍列表証。從金鑑可也。

茯苓桂枝白术甘草湯

茯苓四兩　桂枝三兩　白术二兩　甘草炙二兩

水六升，煮取三升，分溫三服。此與眞武湯異者，彼腎陽虛，故用附子，此止經氣虛，故用桂枝也。

梔子豉湯

梔子十四枚苦能涌泄，寒能勝熱。　香豉四合，輕腐上行。

水四升，先煮梔子得二升半，內豉煮取一升，溫服一半，得吐，止後服。

梔子甘草豉湯

前方加甘草二兩，依前法

梔子生薑豉湯

梔子豉湯加生薑五兩同前法。

梔子厚朴湯

梔子十四枚 厚朴四兩，薑炙。 枳實四兩，去穰炒

水三升半，煮取一升半，溫服五合，得吐，止後服

梔子乾薑湯

梔子十四枚 乾薑二兩，辛熱。

水三升半，煮取一升半，溫服五合，得吐，止後服。

桃核承氣湯

桃仁五十枚，去皮尖，破血。 桂枝三兩 大黃四兩 芒硝二兩

甘草炙二兩

水七升，煮取二升半，去滓，內硝，更煮微沸，空腹溫服五合，日三服，當微利。

抵當湯

水蛭三十個，熬　蝱蟲三十個，去翅足，熬，二者皆嗽血之物，故用以逐瘀。　大黃三兩

桃仁二十枚，去皮尖

水五升，煮取三升，溫服一升，不下者更服。

抵當丸

水蛭二十個，熬　蝱蟲二十個，去翅足，熬　桃仁二十五個，去皮尖

大黃三兩

搗篩爲四丸以水一升煮一丸取七合服之晬時當下血不下更服

大黃黃連瀉心湯

大黃二兩　黃連一兩

以麻沸湯二升漬之須臾絞去滓分溫再服　按金鑑謂不煎而但以滾沸如麻子之湯漬之僅得其氣不取其味故不大瀉下終屬可疑不如以黃芩易大黃爲是絞則味出不經久煎則生而力鋭金鑑之說恐非

附子瀉心湯

大黃二兩　黃連　黃芩各一兩　附子一枚炮去皮破别煮取汁

麻沸湯二升，漬前三味，須臾絞去滓，內附子汁，分溫再服。附子煎汁，扶表陽之力厚，餘藥漬汁，去痞之力銳。此條亦無取于大黃，似是誤入，當去之。

甘草瀉心湯

甘草四兩，炙　黃芩　乾薑各三兩　黃連一兩　半夏半升

大棗十二枚，擘去核

水一斗，煮六升，去滓，再煮取三升，溫服一升，日三服。

生薑瀉心湯

甘草三兩，炙　黃芩三兩　乾薑一兩　黃連一兩

半夏半升　大棗十二枚　生薑四兩　人參三兩

法同上湯。

半夏瀉心湯

甘草炙三兩。比甘草瀉心湯少一兩。以有人參也。　黃芩三兩　乾薑三兩

黃連一兩　半夏半升　大棗十二枚擘去核。　人參三兩

法亦同上。

赤石脂禹餘糧湯

赤石脂一斤　禹餘糧一斤並固土澁脫。

水六升。煮取二升。分溫三服

旋覆代赭石湯

甘草炙三兩。　半夏半升　大棗十二枚擘去核　生薑五兩散逆。

人參二兩　旋覆花三兩滌飲。　代赭石一兩鎮逆。

法同甘草瀉心湯此生薑瀉心湯加減也。

大青龍湯

麻黄六兩。去節。　桂枝二兩　杏仁四十枚去皮尖。　甘草炙二兩

生薑三兩　大棗十二枚。擘去核。　石膏雞子大。碎。

水九升。先煮麻黄減二升。去沫。内諸藥煮取三升。溫服一升。取微似汗。汗出多者。溫粉撲之。汗多亡陽。遂虚惡風煩躁。不得眠也。陰盛格陽。故煩躁不得眠。　按石膏寒能清胃。從知母甘草。爲白虎。而從麻桂輩則能解肌熱。爲青龍。熱及於裏者。必用無疑。但此湯麻黄用至六兩。又加生薑。未免太峻。須酌用之。勿過劑也。

桂枝二麻黃一湯

桂枝一兩七錢　芍藥一兩二錢半　麻黃七錢半（去節）　甘草一兩（炙）。

杏仁十六枚（去皮尖）　生薑一兩二錢半　大棗五枚（擘，去核）。

水五升、先煮麻黃一二沸。去上沫。內諸藥。煮取二升。溫服一升。日再服。此桂枝湯爲輕

桂枝麻黃各半湯

桂枝一兩六錢　芍藥一兩　麻黃一兩（去節）。　甘草一兩（炙）。

杏仁二十四枚（去皮尖）。　生薑一兩　大棗四枚（擘，去核）。

水五升、先煮麻黃一二沸。去沫。內諸藥。煮取一升八合。溫服六合。此服六合。日不再。是輕於上方也。

桂枝二越婢一湯

桂枝七錢半　芍藥七錢半　甘草七錢半炙　石膏一兩

麻黃七錢半去節　大棗四枚擘去核　生薑一兩

水五升，煮麻黃一二沸，去沫，內諸藥，煮取二升，溫服一升。按婢當作脾，石膏清熱生津，能發越脾胃之氣，故曰越脾。○此湯比桂枝麻黃各半湯多石膏，以有內熱也。

小青龍湯

麻黃三兩去節　桂枝三兩　芍藥三兩　細辛三兩　甘草三兩炙

乾薑二兩　半夏半升　五味子半升

水一斗，先煮麻黃減二升，去沫，內諸藥，煮取三升，溫服一升。若渴，去半夏，加花粉三兩。避燥生津。若噎，去麻黃，加炮附子一枚。加附散寒。若小便不利，少腹滿，去麻黃，加茯苓四兩。加苓利水。若喘，去麻黃，加杏仁半升，去皮尖。加杏降逆。若微利，去麻黃，加蕘花如雞子大，熬令赤色。金鑑謂蕘花攻水力峻，用五分即下行數十次，豈可多用如此。當改爲茯苓四兩。○已上俱去麻黃者，以急于治內水，不欲麻黃外發，引藥氣向外行也。

此湯外發太陰之表實，內散三焦之水氣，與大青龍異者，彼治表實之燥熱，此治表實之寒飲也。又與五苓異者，彼之水熱且多，故從小便利之；此之水寒且少，故但從汗散也。

乾薑附子湯

乾薑一兩　附子一枚，去皮，生用，破八片

水三升，煮取一升，頓服。

茯苓四逆湯

乾薑一兩半　附子一枚，去皮，生用，破八片　甘草二兩，炙　人參一兩

茯苓六兩。沉降之品，以降陰氣之上逆，不致陽脫也。

水五升，煮取三升，溫服七合，日三服。上方峻而急，恐陽脫，故亟挽之。此方緩而頻，以陽已脫，不敢用峻劑也。

文蛤散

文蛤五兩。鹹寒。

右一味爲散，以沸湯和一錢七服。湯用五合。

白虎湯

石膏一斤。辛寒，解肌熱，清胃熱。　知母六兩。苦潤，瀉火潤燥。　甘草二兩，炙。

粳米六合。合甘草補土和中，且以緩二藥之苦寒，使不傷胃。

水一斗，煮米熟，湯成，溫服一升，日三服。

白虎加人參湯

前湯加人參三兩，餘同前法。加參以補中益氣而生津液。

大承氣湯

大黃四兩，酒洗。○按：洗當作浸，使上行以去高分之邪。　厚朴半斤，去皮，炙。

枳實五枚，炙。　芒硝三合

水二斗先煮枳朴取五升去滓內大黄更煮取二升去滓內芒硝更上微火一兩沸分溫再服得下餘勿服　此湯治熱邪入胃痞滿燥實堅全見者芒硝鹹寒潤燥軟堅纔煮即服其力甚銳使堅燥之結糞得化大黄苦寒蕩熱瀉實亦不久煎其力亦銳推熱積與糞穢盡下二者皆下焦血分藥厚朴辛溫能散氣滿枳實辛寒能散熱痞二者皆上焦氣分藥氣藥多於血藥者以結由於熱也

小承氣湯

大黄四兩按此亦當用酒浸　厚朴去皮炙二兩　枳實炙大者三枚

水四升煮取一升二合溫服一半得利止後服以無堅糞故去芒硝

調胃承氣湯

大黃四兩酒浸　芒硝半升　甘草炙二兩恐其速下故用此緩之去枳朴者不欲犯上焦也

水三升煮取一升去滓內芒硝更煮兩沸少少溫服之大承氣服一升小承氣服六合此又少少服爲更輕矣

麻仁丸

大黃一斤推陳致新　厚朴一斤　枳實半斤二味散結滯　芍藥半斤斂液以滋燥

麻仁二升　杏仁一升去皮尖熬別搗成脂二味潤燥

爲末蜜丸桐子大飲服十丸日三服漸加以和爲度

蜜煎導法

蜜七合一味內銅器中微火煎之稍凝似飴狀攪之勿令焦着欲可丸併手捻作挺令頭銳大如指長二寸許當熱時急作冷則硬以內穀道中以手急抱欲大便時乃去之（外臺方煎凝時入皂角末五錢作挺以猪膽汁或油塗之令滑）

猪膽汁導法

大猪膽一枚瀉汁和醋少許以灌穀道中如一食頃當大便出（外臺方不用醋以小竹管插入膽口紮緊竹管頭用油潤插入穀道內手捻膽令汁入甚便）

豬苓湯

豬苓去皮。甘平。　茯苓　阿膠甘平。利水恐燥液。故以此潤之。　滑石碎。甘寒。

澤瀉甘鹹寒。各一兩。

水四升。先煮四味。取二升。去滓。下阿膠。烊消。溫服七合。日三服。

麻黃連翹赤小豆湯

麻黃二兩。發汗。　赤小豆一升。甘寒。利小便。　連翹根二兩。苦寒。

生梓白皮一升。苦寒。味解肌熱。　杏仁四十枚。去皮尖。降氣。氣降則水下行。

生薑二兩。　大棗十二枚。擘。去核。　甘草二兩。炙。味和營衞。

潦水一斗。取下降流行意。先煮麻黃。再沸。內諸藥。煮取三升。

分溫三服。半日盡

茵蔯蒿湯

茵蔯蒿六兩。苦。微寒黃疸主藥。　梔子十四枚。擘。苦寒。令濕熱從小便出。

大黃二兩。去皮。令濕熱從大便出。

右三味。以水一斗。先煮茵陳減六升。內二味。煮取三升。去滓。分溫三服。小便當利。尿如皂角汁狀。色正赤。一宿復減。黃從小便去也。○成註。前後得利而解。

梔子栢皮湯

梔子十五枚　甘草一兩　黃蘗二兩

水四升。煮取一升半。去滓。分溫再服。金鑑。甘草當作茵蔯蒿。

小柴胡湯

柴胡半斤　黃芩三兩　人參三兩　半夏半斤　甘草三兩炙

生薑三兩　大棗十二枚去核

水一斗二升。煮取六升。去滓。再煮取三升。溫服一升。日三服　黃芩清內熱。生薑散表寒。甘草和之。所謂和解也。然解必由外散。柴胡所以引之外出也。解必有汗。黃芩清熱以存液。人參助氣以生津。陰液既充。汗自湧出矣。熱鬱必成痰飲。故用半夏以滌之。越少陽爲太陰。太陰正虛。恐爲少陽之邪所乘。故用人參大棗以補之。使邪不內入也。醫貫註云。經病用和解。和解亦必由汗散。然非麻桂開發皮毛之法矣。蓋邪初客表經。中陰津未傷。但啓其竅而汗自通。及熱傷於經血。被焚灼。津液乾枯。忌用風藥助熱燥血。故只清熱以存津液。陰液既充。湧出肌表。而外邪自散。此養汗以開玄府。與開玄府以出汗之迴乎不同也。

若胸中煩而不嘔　火燥故煩。

（無痰飲故不嘔）去半夏人參。（火盛故去人參。）加瓜蔞實一枚。（潤燥）若渴。去半夏。（爲燥也）加人參一兩半。（生津）瓜蔞根四兩。（潤燥生津）

若腹痛。去黃芩。加芍藥三兩。（熱在經用芩。入腹用芍。何也。曰熱入腹則聚。芍寒而斂。斂聚其寒味以攻斂聚之熱爲宜。且腹者脾胃分野。土病招木侮。芍能瀉木也。）若脇下痞硬。（痰飲結聚）去大棗。（爲膩滯也）加牡蠣四兩。（鹹寒。清熱。軟堅去痰）若心下悸。小便不利者。（停水）去黃芩。（內停水則無大熱。故去之。）加茯苓四兩。（以利水）若不渴。（熱未入裏）外有微熱者。（常有微熱）（乃太陽之表。尚未盡解也。）去人參。（內既無病。表邪亦輕。是不虛也。故去之。）加桂枝三兩。溫服。微汗愈。

若咳者。（寒鬱肺氣也）去人參。（恐助氣。氣多咳愈多也。）大棗。（嫌其壅氣也）生薑。加乾薑二兩。（去生薑易乾薑者。雖二者均能散寒。）

然生薑味薄易散，不若乾薑之久溫乎肺也。不慮五味子半升，以方中有黃芩，且氣初鬱，尚未成熱也。助熱者，以斂肺也。乾薑散而五味斂，一開一闔，逐賊關門之義也。

柴胡加桂枝湯

柴胡四兩　黃芩一兩半　人參一兩半　半夏二合半

甘草一兩，炙　生薑一兩半　大棗六枚，去核　桂枝一兩半

芍藥一兩半

水七升，煮取三升，溫服一升。此柴胡湯合桂枝湯也。惡寒微，則發熱亦微可知。支節煩疼，則頭項身不強痛可知。是太陽症已輕也。嘔既微，心下支結輕硬滿者亦輕，是少陽症亦不甚也。故取二湯之半，合治之。

柴胡桂枝乾薑湯

柴胡半斤。合黃芩以治往來之熱。桂枝三兩。合乾薑以治往來之寒。黃芩三兩乾薑二兩。不用生薑者。恐升發助頭汗也。瓜蔞根四兩。生津止渴。牡蠣二兩軟堅除結。甘草炙二兩。以和寒熱各藥。

水一斗二升。煮取六升。去滓再煎。取三升。溫服一升。日三服。初服微煩。以乾薑也。復服汗出便愈。

黃連湯

黃連三兩。清胸上熱。乾薑三兩。溫胃中寒。甘草炙三兩。和寒熱諸藥。半夏半升。降逆止嘔。桂枝三兩。以解外。人參二兩大棗十二枚。去核。二味以培中。

水一斗。煮取六升。去滓溫服。晝三夜三。

大柴胡湯

柴胡半斤 黃芩三兩 半夏半升 生薑五兩 大棗十二枚，去核。此小柴胡湯去人參甘草也。以裏不虛故去之。多用生薑者，以嘔不止也。 大黃二兩 枳實四枚，炙。 芍藥三兩。屢下恐傷陰，用此斂之。

水一斗二升，煮取六升，去滓再煎，溫服一升，日三服。

柴胡加芒硝湯

小柴胡湯加芒硝六兩，餘法同。服不解，更服。

理中湯丸

人參 白朮 甘草炙 乾薑各三兩

水八升，煮取三升，溫服一升，日三服。或為末，蜜丸如雞子黃大，溫湯開服一丸，日三四服，夜二服，腹中如未熱益至三四丸然丸不及湯若臍上（臍上即臍間）築者腎氣動也去朮（嫌壅氣也）加桂四兩（以制腎寒）吐多者去朮（恐壅氣）加生薑三兩（散逆止吐）下多者還用朮（正取其壅氣不下且燥濕）加茯苓二兩（利滲）渴欲得水者（此停水之渴）加朮一兩半（補脾氣制水以化氣生津）腹痛加人參一兩五錢（氣虛不運故滯）痛（加此補之）寒者加乾薑一兩五錢腹滿者（氣寒不運故滿）去朮加附子一枚服湯後如食頃飲熱粥一升許微自溫勿發揭衣被

乾薑黃連黃芩人參湯

乾薑（二兩去皮）　黃連（三兩去鬚）　黃芩（三兩）　人參（三兩）

水六升，煮取二升，去滓，分溫再服。

厚朴生薑甘草半夏人參湯

厚朴半斤，去皮，炙。辛溫散滿。　生薑半斤，切。辛溫。　半夏半斤，洗。降逆。

人參一兩　甘草二兩，炙。

水一斗，煮取三升，去滓，溫服一升，日三服。

桂枝加芍藥湯

桂枝湯更加芍藥三兩，法同桂枝湯法。

桂枝加大黃湯

即桂枝湯加芍藥三兩，大黃二兩也，服後不用啜粥溫覆。

麻黄附子細辛湯

麻黄二兩去節　細辛二兩辛熱　附子一枚炮去皮破八片

水一斗先煮麻黄減二升去上沫內各藥煮取三升

分溫三服半日則盡

麻黄附子甘草湯

麻黄二兩去節　附子一枚炮去皮切八片　甘草二兩炙

水七升先煮麻黄一二沸去沫內諸藥煮取三升溫服一升日三服此即麻黄附子細辛湯以甘草易細辛也二者雖皆寒邪直中少陰經但彼尚能發熱則陽氣未甚衰故可用細辛此不能發熱則陽衰已甚恐細辛猛發陽脫故易甘草以戀之

附子湯

附子二枚，去皮，切八片，生用，以壯陽而散寒。人參二兩，以固氣。
白朮二兩，以培土制水。茯苓三兩，以利水。蓋腎寒則水泛溢，故用苓朮也。
芍藥三兩。此味似不可用，豈此照眞武湯之例乎。
水八升，煮取三升，溫服一升，日三服。

四逆湯

甘草二兩，炙　乾薑一兩半　附子一枚，去皮，切八片，生用。
水三升，煮取一升二合，分溫再服。強人可大附子一枚，乾薑三兩。

白通湯

葱白四莖，辛溫。　乾薑一兩　附子一枚，去皮，切八片，生用。

水三升煮取一升去滓分溫再服

白通加猪膽汁湯

葱白四莖 乾薑一兩 人尿五合鹹寒 附子一枚生去皮破八片

猪膽汁一合苦寒

水三升煮取一升去滓內膽汁人尿和令相得分溫再服若無膽亦可用

眞武湯

附子一枚炮去皮破八片 生薑三兩 白朮二兩補土制水 茯苓三兩利水

芍藥三兩慮薑附外走而不內守以此歛之使入陰分庶陽不外散

水八升煮取三升溫服七合日三服 欬者加五味

子半升　細辛　乾薑各一兩（水寒射肺故欬細辛乾薑溫散之五味子以斂肺氣也）小便利者去茯苓　下利者去芍藥（避其寒也且下利之人陽必下陷而不至外散亦無須芍藥之斂）加乾薑二兩　若嘔者去附子　加生薑足前成半斤（嘔因水停於胃病非下焦故但重用生薑溫胃不用附子補腎也）

通脈四逆湯

甘草（炙三兩）　乾薑（三兩強人可四兩）　附子（大者一枚去皮破八片生用）

水三升煮取一升二合　分溫再服　脈出者愈　面色赤者加葱九莖　腹痛者加芍藥二兩（斂諸藥于腹也）　嘔者加生薑二兩（散逆止嘔）　咽痛者加桔梗一兩（寒浮熱上逼咽

故咽痛，桔梗苦辛以散之。利止，脉不出者，加人參二兩，以生脉。

吳茱萸湯

吳茱萸一升，辛苦大熱，腎寒逆于肝部，非此不能降而散之。 人參三兩

大棗十二枚，去核。腎水寒，反侮土，故用此二味培土。 生薑一兩，以助吳萸散寒。

水七升，煮取二升，溫服七合，日三服。

四逆散

柴胡 芍藥 枳實破，水漬，炙乾。 甘草炙，各二兩。

為末，白飲和服方寸匕，日三服。此治陽症四逆之方。逆者，手足清涼而未至于厥冷也。觀方中諸藥，非甚寒涼，則傳經之熱原微可知，故但用柴胡以疎之，芍藥以清之，甘草以和之，枳實以破之。咳者，加五味子、乾薑各一兩，肺有寒故咳，乾薑以溫散之，五

味以斂肺氣。使不隨寒散也。按本方以治熱。加味又以治寒。必寒熱之邪夾雜者也。蓋有熱傳于裏而四逆者。亦有寒邪直中而鬱熱于內。寒熱夾雜。內陽被鬱不宣而四逆者。又有傳經熱入。與素有之寒飲相搏。氣不外達而四逆者。故兼証不一。細玩下文自知。勿疑此方之夾雜也。並主下利。悸者。寒飲因熱逼。上乘于心也。加桂枝一兩。以通心陽也。小便不利者。停飲。加茯苓一兩。腹痛者。熱雖在少陰。而寒則在太陰也。加附子一枚。炮令拆。泄利下重者。先以水五升。煮薤白三升。取三升。瀉利下重。即痢疾也。乃寒熱鬱結所致。薤白開鬱結。以散寒熱之邪。去滓。入散三方寸匕。再煮取一升半。分溫再服。

黃連阿膠湯

黃連四兩 黃芩一兩。二味清火。 芍藥二兩。斂陰。 雞子黃二枚。甘溫

益心血　阿膠三兩甘溫滋陰

水五升先煮三物取二升去滓內膠烊盡小冷內雞子黃攪令相得溫服七合日三服

猪膚湯

猪膚一斤甘寒

水一斗煮取五升去滓加白蜜一升白粉五合熬香和相得溫二服

甘草湯

甘草二兩

水三升煮取一升半去滓溫服七合日一服

桔梗湯

桔梗一兩辛甘微溫 甘草二兩甘平

水三升煮取一升去滓溫服再服

半夏散及湯

半夏洗 桂枝去皮 甘草炙各等分

已上三味各別擣篩已合治之白飲和服方寸匕日

三服若不能散服者以水一升煎七沸欲氣上升內散兩

方寸匕更煎三沸下火令小冷少少與之

苦酒湯

半夏洗破如棗核大者十四枚 雞子一枚去黃內上苦酒著雞子殼中甘微寒

右二味。内半夏着苦酒中。以雞子殼置刀鐶中安火上。令三沸。去滓。少少含嚥之。不差。更作三劑服之。

桃花湯

赤石脂（甘溫）半斤。乾薑（辛熱）一兩。粳米（甘平）一升。水七升。煮至米熟爲度。令研石脂末半斤。每服以湯七合。調末方寸匕。日三服。此治虛寒下痢之濇劑。而吳鶴皐王肯堂謂是治熱証利血。醫方集解闢之甚明。

烏梅丸

烏梅（酸）三百個。以靜蟲。細辛（辛熱）六兩。乾薑（辛熱）十兩。蜀椒（去子）四兩

辛熱。三味　黄栢六兩苦寒。二　黄連一斤苦寒。二
以伏蟲。　味以下蟲。
附子六兩炮。辛熱。　桂枝六兩辛熱。二味　當歸四兩
　以濟連栢之寒。　辛溫。
人參六兩甘溫。二
　味以補氣血。
右十味異擣篩。合治之。以苦酒漬烏梅一宿。去核。蒸
之五升米下。飯熟擣成泥。和藥令相得。内臼中。與蜜
杵二千下。圓如梧桐子大。先食。飲服十丸。日三服。稍
加至二十丸。禁生冷滑物臭食等。

當歸四逆湯

當歸三兩　桂枝三兩　芍藥三兩　細辛二兩
大棗二十五个　甘草二兩炙。　通草二兩甘平。

水八升、煮取三升、去滓、溫服一升、日三服

四逆加吳茱萸生薑湯

即前方加吳茱萸二升、生薑半斤、切、以水六升、清酒六升、和煮取五升、去滓、分溫五服、一方水酒各四升、

白頭翁湯

白頭翁三兩、苦寒、 黃連三兩 黃柏三兩 秦皮三兩、苦寒、而澀

水七升、煮取三升、去滓、溫服一升、不愈、更服一升、

枳實梔子豉湯

枳實三枚、炙、苦寒、以破未盡之結熱、 豉一升、綿裹、苦寒、輕腐上行、能吐、亦能汗、 梔子十四枚 擘、

右三味以清漿水七升空煮取四升內枳實梔子煮取三升下豉更煮五六沸去滓分溫再服覆令微似汗〇此卽梔子豉湯加枳實而異其煎法也所以取汗處在煎法不在枳實本草謂百沸湯能助陽氣行經絡可見〇本草炊粟米熟投冷水中浸五六日味酢生白花名酸漿水此云清漿當是浸未至酸者

牡蠣澤瀉散

牡蠣鹹平熬去飲水　澤瀉鹹寒利水　蔞根苦寒降痰

葶藶苦寒熬泄停爲痰飲也　商陸根辛酸鹹平熬逐水　海藻鹹寒洗去鹹行水泄氣逐水

蜀漆辛平去腥去熱　痰各等分

右七味異搗下篩爲散更入臼中治之白飲和服方寸匕小便利止後服日三服〇按此湯用之病後終嫌其峻用春澤湯可也

竹葉石膏湯

竹葉二把辛平　石膏一斤甘寒二味清胃熱　半夏半升洗辛溫降逆去痰飲　人參三兩甘溫　甘草二兩炙甘平　粳米半升甘微寒　麥門冬一升去心甘平

水一斗煮取六升去滓內粳米煮米熟湯成去米溫服一升日三服

燒裩散

右取婦人中裩近隱處。剪燒灰。以水和服方寸匕。日三服。小便即利。陰頭微腫則驗。婦人病。取男子裩燒灰

甘草乾薑湯

甘草四兩。炙。　乾薑二兩。炮。

水三升。煮取一升五合。去滓。分溫再服

芍藥甘草湯

白芍藥四兩　甘草四兩。炙。

水三升。煮取一升半。去滓。分溫再服之

麻黃升麻湯

麻黃二兩半。去節。甘溫　升麻一兩一分。甘平　當歸一兩一分。辛溫

知母苦寒　黃芩苦寒　萎蕤各十八銖甘平　石膏碎綿裹甘寒

白术甘溫　乾薑辛熱　芍藥酸平　天門冬去心甘平

桂枝辛熱　茯苓甘平　甘草炙甘平各六銖

水一斗先煮麻黃一二沸去上沫內諸藥煮取三升去滓分溫三服相去如炊三斗米頃令盡汗出愈

柴胡加龍骨牡蠣湯

半夏二合洗　大棗二枚　柴胡四兩　生薑一兩半　大黃二兩

人參一兩半　龍骨一兩半　鉛丹一兩半　桂枝一兩半去皮

茯苓一兩半　牡蠣一兩半

水八升煮取四升內大黃切如碁子更煮一二沸去

滓溫服一升

禹餘糧丸缺　土瓜根方缺

桂枝加桂湯

於桂枝湯方內更加桂二兩共五兩餘依前法

桂枝去芍藥加蜀漆龍骨牡蠣救逆湯

甘草二兩炙　桂枝三兩去皮　生薑三兩切　牡蠣五兩熬

龍骨四兩甘平　大棗十二枚擘　蜀漆二兩洗去腳辛平

右爲末以水一斗二升先煮蜀漆減二升內諸藥煮取三升去滓溫服一升○以有龍骨牡蠣故不須芍藥恐太澁歛則藥氣行遲失救急之旨也

桂枝甘草龍骨牡蠣湯

桂枝一兩　甘草二兩　牡蠣二兩熬　龍骨二兩

右爲末。以水五升。煮取二升。去滓。溫服八合。日三服。

桂枝加葛根湯

芍藥二兩　桂枝三兩　甘草二兩炙　生薑三兩切

大棗十二枚擘　葛根四兩

水一斗。先煮葛根減二升。去上沫。內諸藥。煮取三升。去滓。溫服一升。覆取微似汗。不須啜粥

桂枝附子湯按此即桂枝去芍藥加附子湯也。當刪。因方註晰。存之。

附子三枚。炮。去皮。破八片　桂枝三兩。去皮　生薑三兩。切　甘草二兩。炙

大棗十二枚擘

水六升，煮取二升，去滓，分溫三服。若大便硬，小便自利，去桂枝，加白朮四兩。初服身如痹，半日許復服之，三服盡，其人如冒，勿怪，此附朮倂走皮內，逐水氣未得除，故耳。若大便不硬，小便不利，當加桂附子三枚，恐多，虛弱家及產婦減之。此本一方二法。

甘草附子湯

甘草二兩，炙　白朮二兩　桂枝四兩，去皮　附子二枚，炮，去皮

水六升，煮取三升，去滓，溫服一升，日三服。初服得微汗則解，能食，汗出復煩者，服五合，恐一升多者，宜服

六七合爲妙

四逆加人參湯

即四逆湯內人參

葛根湯不曰桂枝湯加麻黃葛根而曰葛根湯者主陽明也此湯比大青龍更峻愼用之

葛根四兩 麻黃三兩去節 桂枝二兩去皮 芍藥二兩酒洗

甘草二兩炙 生薑三兩切 大棗十二枚擘

水一斗先煮麻黃葛根減二升去沫內諸藥煮取三升去滓溫服一升覆取微似汗不須啜粥餘如桂枝法將息及禁忌

葛根加半夏湯

葛根四兩 生薑三兩切 甘草二兩炙 芍藥二兩

桂枝二兩去皮 大棗十二枚擘 半夏半斤洗 麻黃三兩去節湯炮去黃

汁焙乾秤

水一斗先煮麻黃葛根減二升去白沫內諸藥煮取

三升去滓溫服一升覆取微似汗

黃芩湯

黃芩三兩 甘草二兩炙 芍藥二兩 大棗十二枚擘

水一斗煮取三升去滓溫服一升日再夜一服若嘔

者加半夏半升生薑三兩

黃芩加半夏生薑湯

於黃芩湯內加半夏半升生薑三兩半。餘依黃芩湯服法。

通脉四逆加猪膽汁湯

於通脉四逆湯內加入猪膽汁半合。餘依通脉四逆湯法服。如無猪膽。以羊膽代之。

已上一百一十四方。除桂枝附子湯。即桂枝去芍藥加附子湯。當刪去。實一百一十三方。

按古今衡量不同。漢之二兩。當元時之六錢半。李東垣云。一升。當明時之二合半。李瀕湖云。又考仲景諸方。每方多分三服。然則諸方藥重一斤者。每服止得五兩餘。以每兩三錢約之。止當今時之一兩六七錢耳，未嘗大小相懸也。時醫好用大劑，藉口仲景，謬妄可笑。其不至殺人者幾希矣，亦可恨也。